The 悩める歯科衛生士
～インスツルメンテーション＆コミュニケーション編～

私の悩みを聞いてください！

執筆

荒井郷子	中村　彩
江原千絵	西野理恵
小川貴子	藤田寛子
落合真理子	藤野友子
酒井　道	松岡順子
篠塚亜紀子	三浦愛子
高山佳子	矢口優子
田中美都	山口志穂
都丸香織	吉田淳子

アドバイス執筆

飯田しのぶ	浜端町子
石原美樹	長谷ますみ
塚越芳子	

歯科衛生士編集部・編

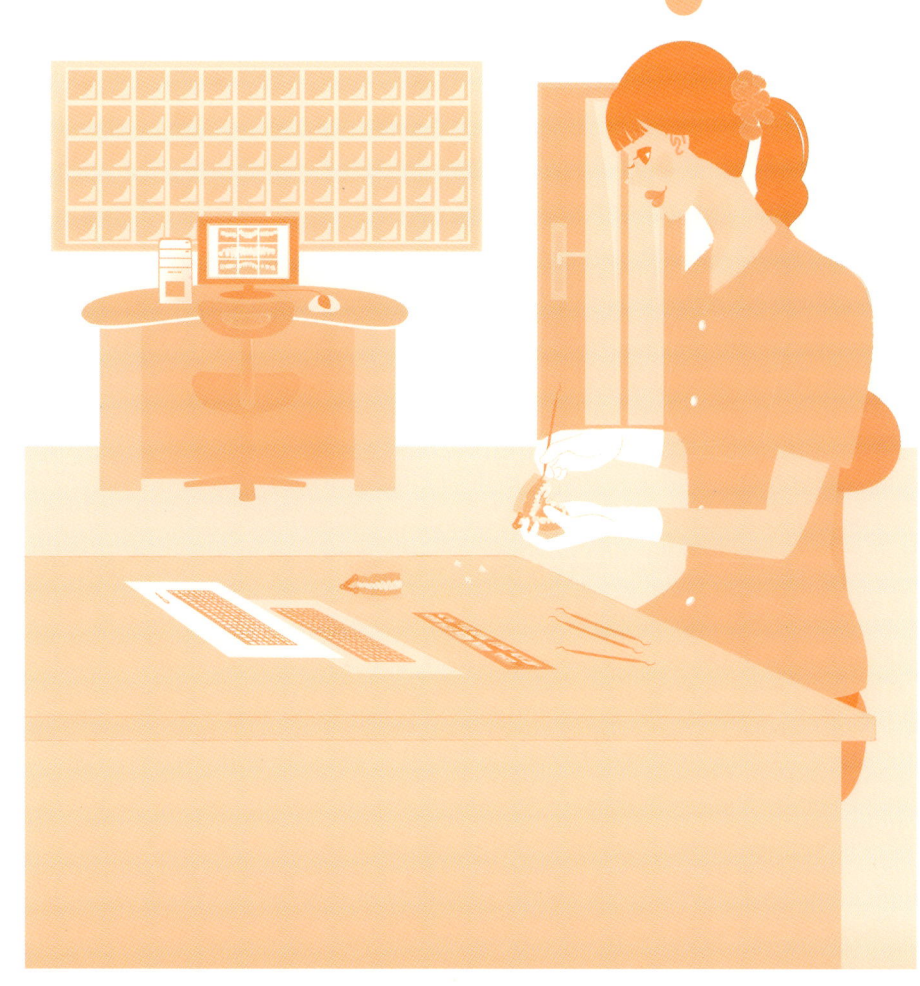

クインテッセンス出版株式会社　2010

Tokyo, Berlin, Chicago, London, Paris, Barcelona, Istanbul, Milano, São Paulo, Moscow, Prague, Warsaw, New Delhi, Beijing, and Bukarest

発刊によせて

　「個別対応」「EBM」「NBM」「コミュニケーション」「チーム医療」「長期」「時間軸」「全身疾患」などは、どれも昨今の歯科界のキーワードです。これらが意味するものは、臨床はルーチンにできるものはなく、「考える」ことなくしてできないものであることです。すなわち、「何番のキュレットを使うのか」「いつ再評価を行うのか」「どんなテクニックを用いるのか」など、目の前の患者にとっての最善の方法を考え抜いたうえでの行為であり、それが"考える臨床"です。

　本書は、月刊『歯科衛生士』の2006年1月号〜2008年3月号(27回)で好評を得た連載「The 悩める歯科衛生士〜私の悩みを聞いてください！〜」を、加筆・再編集したものの第2弾です。第1弾では《判断》および《診査》に関する16編を取り上げましたが、本書では《インスツルメンテーション》および《コミュニケーション》に関する11編を取り上げ、悩みに対する解決法やプロセスを誌上で繰り広げています。インスツルメンテーション技術は、治療の成功を左右するだけに、専門家として日々問題を解決し、スキルアップしていかなければなりません。また、適切なコミュニケーションは、患者さんのモチベーションを上げ、健康観を確立させるうえで不可欠です。つまり、患者さんを健康に導くには、これらの両立が求められます。どちらも、明確な答えがあるわけではないだけに、悩みはつきないのでしょう。

　連載スタート時は、同じ悩みを持つ読者のヒントとすることを目的としましたが、それだけにとどまらず、読み手もその悩みに対しともに考え、自分なりの答えを探っていくことができるでしょう。若手歯科衛生士が悩み・考えながらも前進していく姿も感じ取ることができます。

　悩むことは、解決に向うために第1歩です。それこそが"考える臨床"です。そして、歯科衛生士の臨床力アップにつながるものでもあるといえるでしょう。

2010年1月
『歯科衛生士』編集部

CONTENTS

Part 1　インスツルメンテーションに関する悩み

CASE 1
正しくプロービングできているか不安なんです！ ……………… 9

篠塚亜紀子、江原千絵／日吉歯科

CASE 2
スケーリング・ルートプレーニングが ……………… 17
上手にできないんです！

田中美都、三浦愛子、中村　彩／景山歯科医院
【アドバイス】飯田しのぶ／景山歯科医院

CASE 3
根分岐部病変の対応に自信がないんです！ ……………… 25

落合真理子／もりや歯科
【アドバイス】飯田しのぶ／景山歯科医院

CONTENTS

CASE 4
歯肉増殖をどのように管理したらいいの？ ……… 35
酒井　道、矢口優子／つくば予防インプラントセンター ファミリー歯科

CASE 5
侵襲性歯周炎の対応に自信がないんです！ ……… 45
小川貴子、西野理恵／うずら歯科医院
【アドバイス】石原美樹／フリーランス

CASE 6
リスク部位のメインテナンスがうまくいかないんです！ …… 55
高山佳子／長谷川歯科医院

CASE 7
患者さんに快適なPMTCを提供するために ……… 65
〜先輩と私の違いはどこにある？〜
藤田寛子、山口志穂／笠島歯科室

CONTENTS

Part 2 コミュニケーションに関する悩み

CASE 8

不適合な補綴物を外せない患者さんに ………… 73
どう対応したらいいの？

吉田淳子／わたなべ歯科医院
【アドバイス】塚越芳子／わたなべ歯科医院
ナグモ歯科クワバラクリニック

CASE 9

通院が中断してしまう患者さんに ………… 83
どうアプローチすればいい？

藤野友子／てらだ歯科クリニック
【アドバイス】長谷ますみ／フリーランス、みんとの会代表

CASE 10

年配の患者さんとのコミュニケーションが難しい！ ………… 93

松岡順子、荒井郷子／深井歯科医院

CASE 11

喫煙患者さんへのアプローチって難しい！ ………… 103

都丸香織／あすなろ歯科
【アドバイス】浜端町子／丸山歯科医院

著者一覧

【執筆】

荒井郷子／深井歯科医院・歯科衛生士

江原千絵／日吉歯科・歯科医師

小川貴子／うずら歯科医院・歯科衛生士

落合真理子／もりや歯科・歯科衛生士

酒井　道／つくば予防インプラントセンター
　　　　　ファミリー歯科・歯科衛生士

篠塚亜紀子／日吉歯科・歯科衛生士

高山佳子／長谷川歯科医院・歯科衛生士

田中美都／景山歯科医院・歯科衛生士

都丸香織／あすなろ歯科・歯科衛生士

中村　彩／景山歯科医院・歯科衛生士

西野理恵／うずら歯科医院・歯科衛生士

著者一覧

藤田寛子／笠島歯科室・歯科衛生士

藤野友子／てらだ歯科クリニック・歯科衛生士

松岡順子／深井歯科医院・歯科衛生士

三浦愛子／景山歯科医院・歯科衛生士

矢口優子／つくば予防インプラントセンター

　　　　　ファミリー歯科・歯科衛生士

山口志穂／笠島歯科室・歯科衛生士

吉田淳子／わたなべ歯科医院・歯科衛生士

【アドバイス執筆】

飯田しのぶ／景山歯科医院・歯科衛生士

石原美樹／フリーランス・歯科衛生士

塚越芳子／わたなべ歯科医院、

　　　　　ナグモ歯科クワバラクリニック・歯科衛生士

浜端町子／丸山歯科医院・歯科衛生士

長谷ますみ／フリーランス・歯科衛生士、みんとの会代表

CASE 1

私の悩みを聞いてください！

正しくプロービングできているか不安なんです！

篠塚亜紀子、江原千絵／日吉歯科

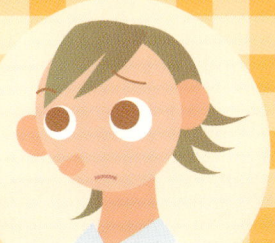

　プロービングは、歯周治療において欠かせません。私が勤務する日吉歯科ではメインテナンスで来院される患者さんが多いため、数多く行っています。そうなると、気になるのはプロービング値が正確に測定できているかということです。あのシンプルなデータの中に患者さんの歯周疾患状況が凝縮されているわけですから、責任重大に思えます。

　そこで私たちは、スタッフ同士でプロービングの相互実習を行い、当院でのプロービングの正確さと、各自で差の出る原因を調べ、判断基準の統一を図ることにしました。

Part 1　インスツルメンテーションに関する悩み

私の悩み～スタッフ間のプロービングの統一について～

　当院のプロービングは6点法で行い、プロービング時の出血（BOP）もみます。そして初診時には全顎6点を記録し、再評価時やメインテナンス時には4mm以上のプロービング値とBOPを記録しています。しかし、当院では歯科衛生士担当制ではないため、同じ患者さんをつねに同じ術者がみるとは限りません。前回の記録を参考にして深いプロービング値を探っていくのですが、ついその数値に捉われてしまいがちです。

　たとえば、前回私以外のスタッフが4mmと測定した部位を私が測定すると、どうしても3mmになってしまう場合があります。こうした誤差が1mmくらいであれば、ほんの少しの挿入角度の違いだと考えられますが、3mmの差があったとしたら、単純に歯肉が改善したためにプロービング値が小さくなったと考えるには、誤差が大きいように思います。

　また、それまで大きいプロービング値が確認されていない部位は、あまり重要視しないために、新たに歯周病の進行があった場合、見逃しやすいことも考えられます。

　この他、初診時に炎症が認められた部位において、再評価時にはプラークコントロールが良好になり、歯肉が引き締まるなどのよい経過がみられるのにもかかわらず、プロービング値が大きくなっていたりBOPが増えていることもあります。これは、初診時には歯肉縁下歯石の沈着により、正しく測定されていなかったものが、スケーリング後にプローブが挿入できるようになったためとも考えられます。しかし、それだけでなく、術者によるプロービング時の癖やBOPをみる基準といった個人差も関係してくるのではないでしょうか。

　こうした状況では、私たちは不安になり、同じ部位を何度も測定し直すことになり、時間がかかってしまいます。さらに、疑いながらプロービングを行うとプロービング圧が強くなり、余計なBOPも増えがちです。そして、何よりも忘れてはいけないのは、それを患者さんが不快に感じるということです。また、術者が悩んでいることを感じると、患者さんは不安になりかねません。

悩みに対して私がしたこと・考えたこと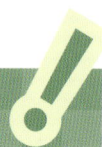

1 スタッフによる相互実習

（1）方法

　4人のスタッフが2人ずつ交互に術者と被験者になって、プロービングを行い、BOPも確認しました。それぞれが本人以外の3人すべての測定ができるまでローテーションしていきました。図1は、全顎6点法で記入した被験者Aのプロービング結果です。

　これらはすべて同じ日に行ったのですが、BOPに影響が出ないよう、続けて被験者にならないようにしています。

（2）結果

　こうして出たプロービング相互実習のデータは、円グラフと棒グラフに置き換えました（図2～5）。

　円グラフは、スタッフ4人のプロービング値の一致と不一致の割合を表しています。全員一致、2名一致、全員不一致に分類してあります。棒グラフは2名一致のとき、不一致だった1名が他2名と比較し、どれほど差があったかを表します。たとえば、マイナス1mmという場合は、他2名と比較して1mm浅くプロービング値を測定した、という具合です。円グラフでは、各自の極端な違いはみてとれません。しかし、棒グラフではそれぞれの術者が

正しくプロービングできているか不安なんです！

被験者Aのプロービング結果

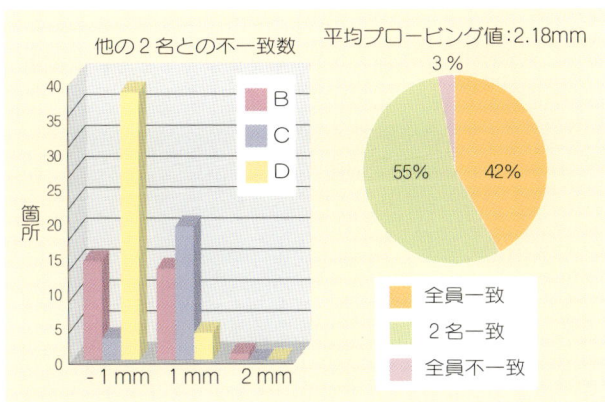

図1 被験者Aのプロービング結果。

被験者ごとのプロービング値の比較

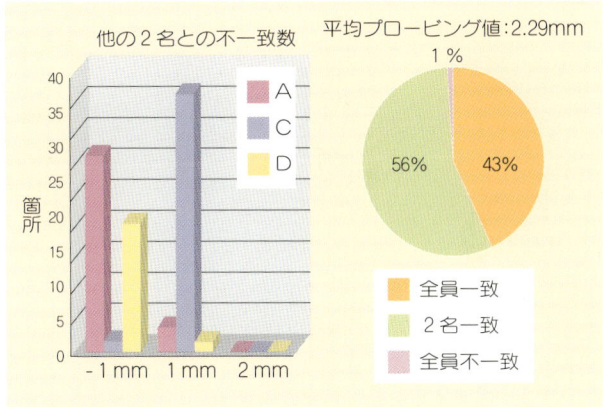

図2 被験者Aのプロービング値における術者による差。

図3 被験者Bのプロービング値における術者による差。

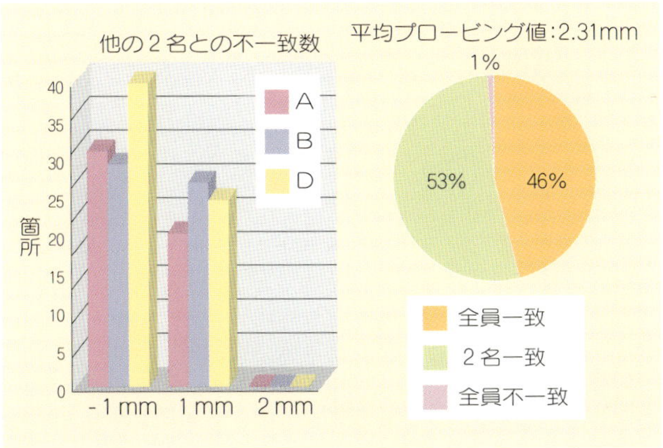

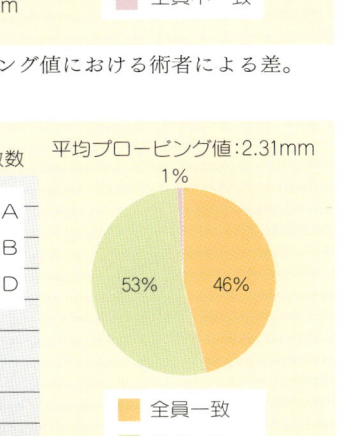

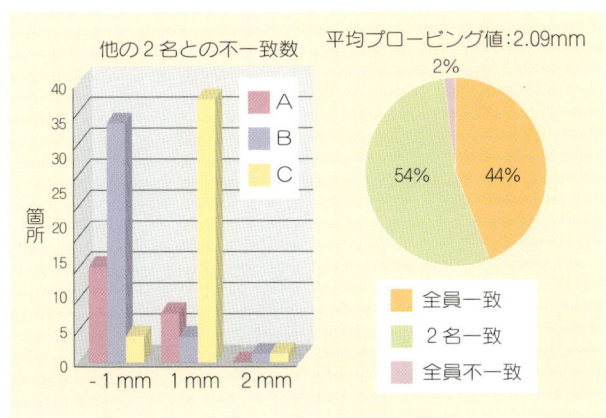

図4 被験者Cのプロービング値における術者による差。

図5 被験者Dのプロービング値における術者による差。

Part 1 インスツルメンテーションに関する悩み

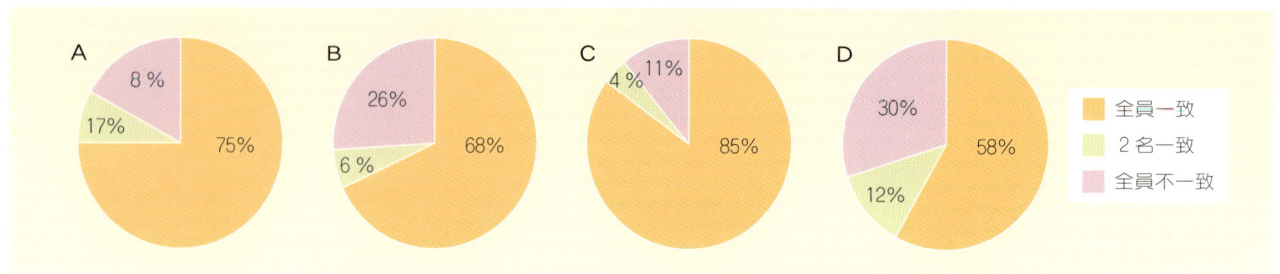

図6 スタッフ全員のBOPの判定結果の一致率。プロービングでは少数に過ぎなかった全員不一致が1〜3割を占めている。

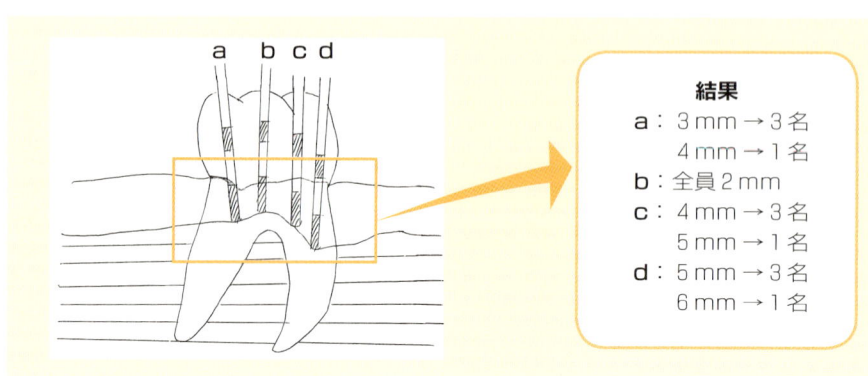

図7 中間的なプローブの挿入位置をどう読むかアンケートを行ったところ、意見が分かれた。

持つ傾向が現れています。深めに測定しているか、浅めに測定しているかのどちらかです。

　私が被験者になって感じたのは、プロービング圧は、術者によって差があることと、同じ術者でも部位によって強弱が異なることです。ここで被験者Cの棒グラフ（前ページ図4）に注目してみると、各術者の傾向にほとんど差がありません。これは、歯列や開口時の上下顎の位置が理想的であり、測定しやすかったためと考えられます。この場合、誰が測定してもほぼ同じ条件になるでしょう。逆に、不一致率が高くなるのは、歯列不正部に集中していると思われます。

　しかし、どの被験者のデータをみても、全員一致は4割以上を占め、2名以上が一致するのは9割以上です。全員不一致はせいぜい2〜3％であり、プロービング値の差が出ている範囲もプラスマイナス1mm程度です。これらのことから、誤差は少ないといえるのではないでしょうか？　プロービング値を左右する因子は多く存在しますが、相互実習では、多少プロービング圧の差はあったものの、測定結果に大差が出るほどではないと感じました。

　続いて、BOPについても同様に、スタッフの全員一致、2名一致、全員不一致の割合を円グラフで表しました（図6）。すると、全員一致がどの被験者も半数を超えていますが、プロービングでは少数に過ぎなかった全員不一致が1〜3割を占めています。それだけ判断基準がバラバラなのでしょうか？　これには、各自のプロービング圧も関係がありそうですが、判断基準のばらつきを減らす必要があると感じました。

2 スタッフの判断基準の統一

　そこで、次にプロービングに差の出る原因として考えられる「各自の判断基準」を知るため、スタッフにアンケートを取りました。そして、その結果を基に、プロービングについて統一すべきこと、再確認したいことを話し合いました。

正しくプロービングできているか不安なんです！

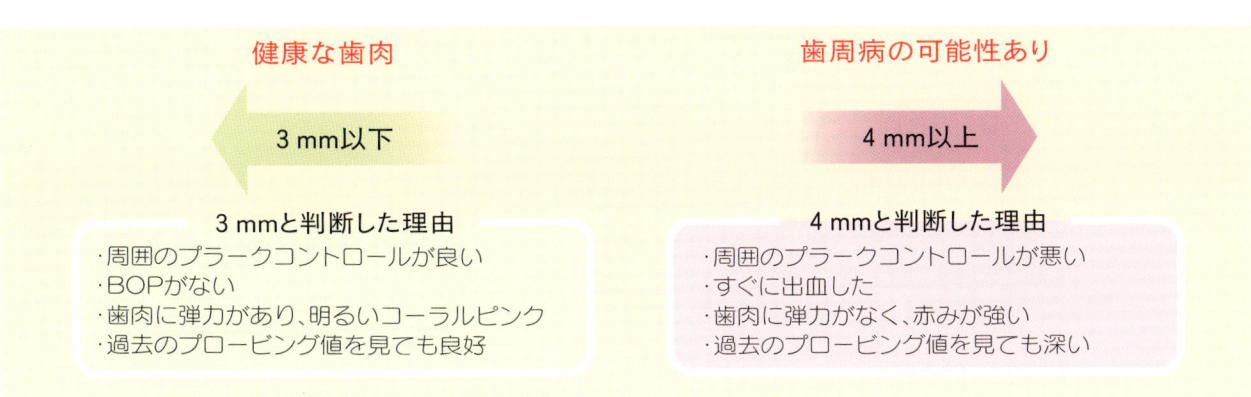

図8　1mmの差はその後の歯周治療に大きな影響を及ぼすため、視覚的、触感的に歯肉を読む必要がある。

歯列不正部位の計測位置の決め方

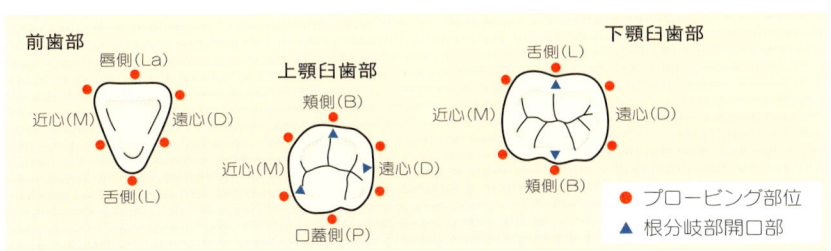

図9-a　プロービング6点法の基本の測定位置（参考文献2より引用改変）。

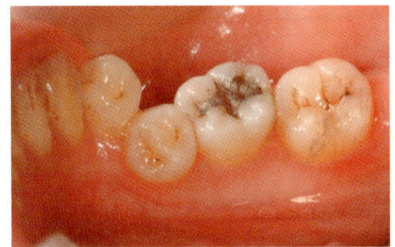

図9-b　5̅舌側が転位している。6̅4̅の測定位置にも影響しそうである。

（1）プローブの目盛りの読み方

まず、プローブの目盛りの読み方です。図7のような中間的なプローブの挿入位置を各自がどう読むか考えてみました（当院で使用しているプローブは3・3・2・3の間隔になっています）。その結果、bだけは全員一致で、他は意見が分かれました。しかし、どちらかが間違えているわけではなさそうです。では、術者は何を決め手にそのように判断したのでしょうか？

ここでは、3mmか4mmかの選択を例に挙げていきます。この場合の1mmの差は歯肉が健康であるか、歯周病の可能性があるかの選択を迫られる重要なポイントになります。その判断で後々、歯周治療の留意点が反れてしまうからです。

プローブが示す位置が同じでも、3mmと4mmに判断が分かれるのはなぜか、それぞれに判断した理由を挙げてもらったところ、図8のような意見が出ました。ここからは、目盛りだけを読むのではなく、歯肉を読む必要もあることがみえてきます。ですから、視覚的・触感的に注意が必要だと感じたら、4mmを選択した方がその部位の経過を注意して観察するようになります。つまり、4mmと判断した意味があるわけです。

（2）歯列不正部位の計測位置の基準

次に、歯列不正部位における近心・中央・遠心の決め方についてです。各ポイントの認識にも個人差があったため、まずは通常時の正しい測定位置を確認しました（図9-a）。

歯列不正となれば、さらに意見は一致しにくそうです（図9-b）。実際、歯が重複する歯列不正の場合には、遠心をどこにするかが問題でした。歯列不正の程度にもよりますが、私たちはそれぞれの隣接面を近心・遠心と判断することにしました。通常であれば、中央に位置するかもしれませんが、今回はスタッフの判断基準を統一することが目的な

Part 1 インスツルメンテーションに関する悩み

最後臼歯部遠心の測定

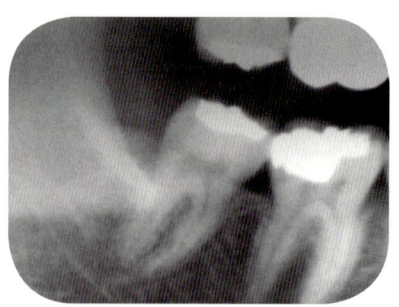
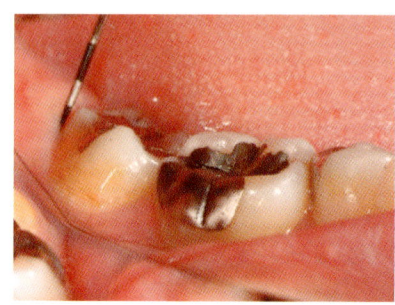

図10-a｜図10-b

図10-a ７┃のエックス線写真。歯槽骨の吸収は認められない。
図10-b 同部位の口腔内写真。遠心の歯肉が腫脹しており、歯周ポケットは深そうである。

BOPの判断基準

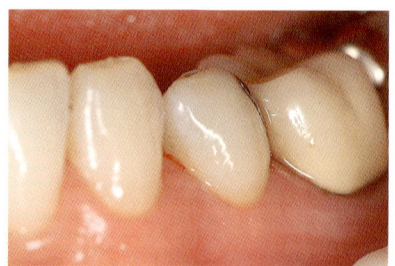
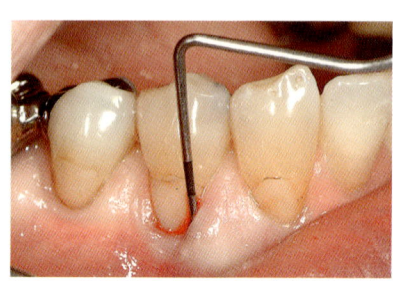

図11-a 点状の出血。

図11-b 帯状の出血。

プロービング圧の練習

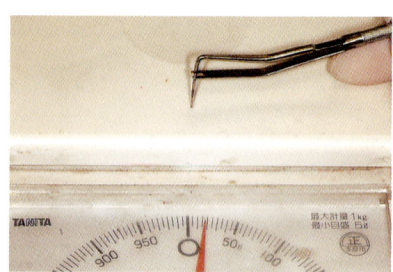

図12 量りを用いて体感する。

ので、それが正しいかというより、皆が同じ条件で測定することに意味があるのです。

(3) その他の計測位置の基準

次に、最後臼歯部、特に下顎や第二大臼歯の遠心をどれほど意識しているかについて考えてみました（図10）。この部位のプロービング値をどれほど認識しているかは、各自で差があると思われます。

たとえば、この部位は仮性ポケットを有することが多いため、大きなプロービング値があっても、歯周病の進行によるものではないとその値を追及しない術者もいれば、大きなプロービング値には注意が必要だと深めに測定する術者もいるでしょう。このように認識がバラバラだと不一致率は高くなります。そこで、当医院ではこの点について基本的なプロービング圧（20〜30g）で歯周ポケットを探り、そのうえでしっかり測定することを決めました。

その他に、根分岐部病変も見逃しやすい部位です。多根歯のプロービングを行う際は、それを意識し、必要に応じて根分岐部用プローブを用います。深い歯周ポケットはやはり注意が必要であり、メインテナンスを続け炎症を取り除くことが望まれます。

(4) BOPのみかた

BOPについても、判断基準のばらつきを減らすため、まずBOPを見る順序、タイミングを再確認し、スタッフ全員が同じ条件になるようにしました。BOPとは、本来プロービング後10〜15秒してからの歯周ポケット底部からの出血を指しますが、私たちは、辺縁歯肉からの瞬時の出血も「BOPあり」と統一することにしました。これは、出血は他のどの症状よりも早い段階で現れるため、辺縁歯肉からの出血も見逃せないと考えたからです。

また、流れてしまったBOPをどうみるかも、各自の判断基準で分かれるところでしょう（図11）。図11-aのような点状の薄い出血があるときは、出血点をみきわめることはそう困難ではありません。つまり、出血の起きた部位を「BOPあり」とすればよいわけです。ところが、図11-bのような帯状のドロっとした病的な出血は、歯肉全体に炎症が起

正しくプロービングできているか不安なんです！

きている可能性が高いので、全体を「BOP あり」と判断することにしました。

（5）プロービング圧の基準

プロービング圧については、基本の20～30gの圧で測定できるようにすることが重要です。それにはもちろん、数をこなすことが必要ですが、まず20～30gがどれほどの感覚であるか、実際に体感してみないことにはつかみにくいでしょう。一度、量りを利用してみてもよいですし（図12）、適切なプロービング圧で測定できるようくふうされたプローブを使用してもよいでしょう。プロービング圧のわかりやすい表現として、「爪の間に挿入しても痛くない程度」ということを聞きます。こうした感覚も強弱の参考になればいいと思います。

今後の課題

今回のプロービング相互実習は、大変良い機会だったと思います。私は、これまでプロービングをそれほど深く考慮せず、単純な動作だと思っていましたが、実は奥深いことを感じました。

プロービングは、目に見えない歯肉縁下を探るわけなので、指先に感覚を集中させなければいけません。しかし、私は前回の記録に影響され、まるで「目に見えるもの」として捉え迷わされていたようです。歯肉縁下の情報を得るには、歯の解剖学的な知識が重要だと気がつきました。エックス線写真と合わせてみることも必要です。それは、スケーリング・ルートプレーニングを行う際にも同じことがいえます。

また、相互実習だけでなく、業務における情報交換をすることができたミーティングも、意味のあるものでした。他者のプロービングに対する疑問点は、私も知りたいことだったので大変勉強になりました。今回の機会がなかったら、この先確認することがなかったかもしれません。ミーティングで決定したことは、その後のプロービングに役立っていて、迷うことがずいぶん減りました。すべての方法を全員一致というわけにはいきませんが、皆で話し合い統一できることはして、実行していきたいと思います。

まとめ／江原千絵

本欄は、月刊『歯科衛生士』掲載以降に新たに執筆した内容です。

プロービングを行う際に、正確に測定できているかは誰しも一度は考えることでしょう。相互実習を行ってから数年経過しましたが、今もときどきスタッフからは、炎症や歯列不正のある部位について正しく測れているか疑問の声が上がります。

プロービングの結果は治療を進めるうえでの基準となるので、基本に忠実な圧や挿入方向など、各個人の精度を向上させることはもちろん必要です。その一方で、前述のように多少の誤差にとらわれすぎず、歯肉の状態、プラークや歯石の付着程度を認識しながらプロービングを行うことも重要でしょう。

そして、これらの情報をスタッフ間で共有することは、それぞれのプロービング技術とその結果からの判断力の向上につながるとともに、医院全体の総合力アップになるものと思います。

参考文献

1. 竹澤登美子．歯肉を読む―プラークコントロールのための歯肉観察―．東京：クインテッセンス出版，1990．
2. 山本浩正．ペリオのクオリティを上げるレッツ・エンジョイペリオ！ 1．the Quintessence　2005；24（4）：126．

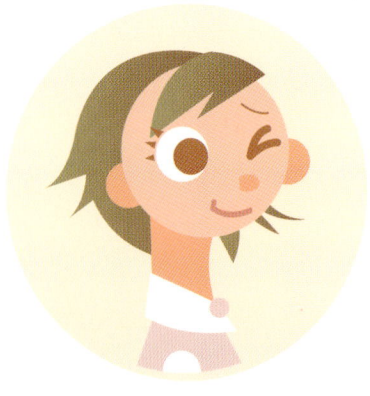

CASE 2

私の悩みを聞いてください！

スケーリング・ルートプレーニングが上手にできないんです！

田中美都、三浦愛子、中村 彩／景山歯科医院

【アドバイス】
飯田しのぶ／景山歯科医院

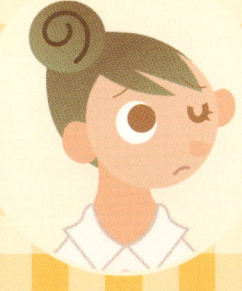

　私たち歯科衛生士が歯周基本治療、特にスケーリング・ルートプレーニング（SRP）を行うとき、技術的な問題について悩むことが多くあります。
　そこで今回、私たちが日々感じている「歯石が探査できない、歯石が取れない、動揺歯のSRPがしづらい」という悩みについて、どのような対策が必要か3症例をとおして考えました。

Part 1　インスツルメンテーションに関する悩み

私の悩み①〜歯石が探知できない！〜／三浦愛子

　私は歯科衛生士学校卒業後、アシスタント業務を中心に1年間他院で勤務した後、景山歯科医院に勤め2005年4月で4年めを迎えました。

　今回は、初めて患者さんを担当させていただくようになってから、約1年が経とうとしていた頃にぶつかった歯石が探査できないという悩みについて、ご報告します。

　患者さんは歯の間に物がはさまることを主訴に来院された初診時61歳の女性です。2003年11月初診時の7|の遠心には、4〜6mmのプロービング値とプロービング時の出血（BOP）が認められました。また、エックス線写真より、とげ状の歯石がついていることがわかります（図1-a）。口腔内写真からは歯頸部にプラークがついており、発赤が認められました（図1-b）。

　全口腔一とおりSRPが終わり、2004年4月に1回めの再評価を行いました。7|は改善されておらず、遠心にはまだ4〜6mmのプロービング値があり、BOPも認められました。確認のためエックス線写真を撮影しましたが、やはり遠心中央に残石しているようにみえます（図2）。

　そこで、7|遠心を再度WHO型のプローブで探査してみました。しかし、歯石がどこにあるのかはっきりとわからず、インレーのマージンを触ってはじいているような感じで、そこにスケーラーを挿入しても歯石は取れてきませんでした。

悩みに対して私がしたこと・考えたこと

　そこで私は、歯石が探査できない理由を考え、それに対する対策を立ててみました。

①歯石がついている感触とついていない感触がわかっていない
②残石が疑われる部位の状況がくわしく把握できていない
③歯列不正、歯の形態、不適合補綴物などにより探査できていない

　まず①の歯石の感触について知るため、石膏模型に抜去歯を立てて、そこに人工歯石をつけたものを作製してみました（図3）。その上にフィットチェッカーをつけ、歯肉にみたてて、これをWHO型のプローブで探査し、どこにどのような歯石がついているか想像する練習をしました（図4）。

　また、実際の臨床においても、患者さんの口腔内で確実に歯石がついていない面と残石の疑われる面をよく乾かし、触り比べてみるのはどうかと考えました。

　次に、②の残石の疑われる部位の状況をくわしく把握するため、得られた資料を再度確認しました。まずプロービング値と見比べながらエックス線写真を拡大し、トレースしました（図5）。頬側歯槽骨頂線を赤で舌側歯槽骨頂線を青で描いています。こうすることで、頬側と舌側のラインがはっきりして骨の厚みが想像しやすくなり、エックス線写真が立体的にみえてきます。また、拡大したことで、遠心中央にみえていた歯石が、実際には頬側か舌側隅角部についているのではと想像しました。

　そこで、もう1度プロービング値と口腔内を見比べると、舌側隅角部の歯肉の色が赤黒いことに気づきました（図6）。歯肉縁下歯石が透けているようで、炎症が残っている感じがします。そのため、再度SRPを行いエックス線写真にて確認すると、歯石は取れていました（図7）。

　また、先輩歯科衛生士より7|のようにインレーのマージン部が歯肉縁下にある場合は、プローブでマージンをたどると、エックス線写真で確認した残石の位置を想像しやすくなるとアドバイスをもらいました。

スケーリング・ルートプレーニングが上手にできないんです！

初診時の口腔内

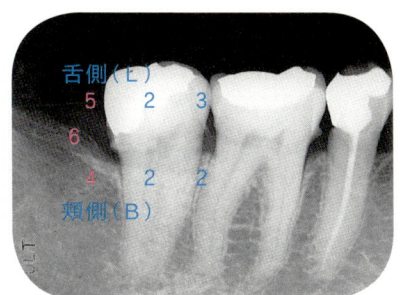

図1-a 初診時の下顎右側臼歯部のエックス線写真と 7 のプロービング値（2003年11月）。赤字はBOP。遠心にとげ状の歯肉縁下歯石が認められる。

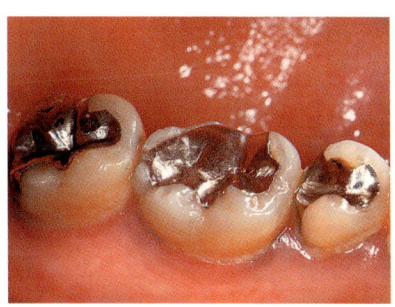

図1-b 初診時の下顎右側臼歯部の舌側面観（2003年11月）。歯頚部に多量のプラークの付着と歯肉の発赤が認められる。

SRP後のエックス線写真

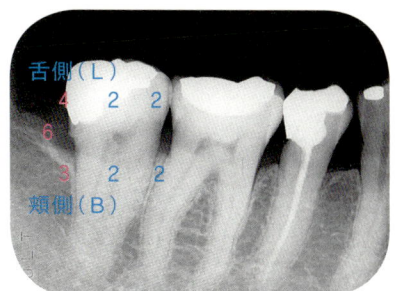

図2 SRP後のエックス線写真とプロービング値（2004年4月）。遠心に残石が認められる。

歯石の感触を知るために

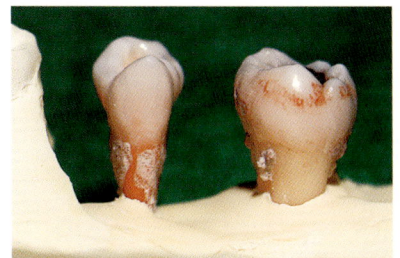

図3 抜去歯に人工歯石をつけた石膏模型を作製。

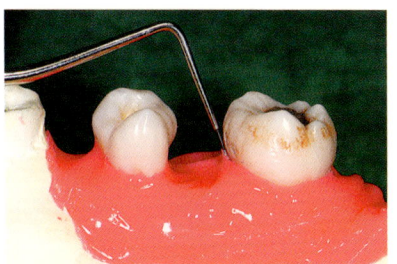

図4 図3の上にフィットチェッカーをつけ、プローブで歯石を探査中。

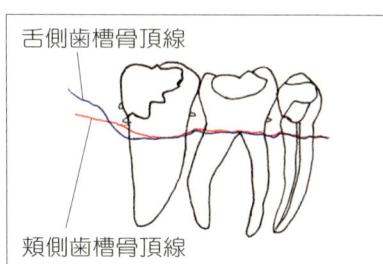

図5 プロービング値と見比べながら描いたエックス線写真のトレース。

SRP後の口腔内

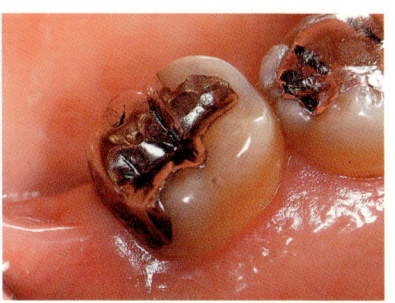

再SRP後のエックス線写真

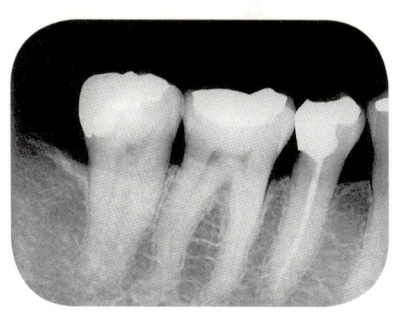

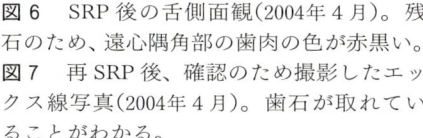

図6 SRP後の舌側面観（2004年4月）。残石のため、遠心隅角部の歯肉の色が赤黒い。
図7 再SRP後、確認のため撮影したエックス線写真（2004年4月）。歯石が取れていることがわかる。

今後の課題

　口腔内から得られた情報を組み合わせてみていくことで、どのような歯にどのような歯石がどこに残っているのかを予測できました。もちろん③のように探査できない場合もありますが、基本的には、**正確な探知を行うには、得られた情報から予測しながら触り、緻密な器具操作で、触った感触の違いを読み取ることが大切**で、そのためには、日々の練習や資料の整理を重ね、観察する目を養う必要があると感じました。

Part 1　インスツルメンテーションに関する悩み

私の悩み②～歯石が取れない！～／中村 彩

　私は歯科衛生士学校卒業後、他院で1年近く働いた後、景山歯科医院に就職して2年が過ぎました。まだ担当患者さんは少ないですが、少しずつSRPをする機会が増えるとともに悩みも増えています。今回はその中の1つで、歯石があるとわかっているのに取れないという悩みについてご報告します。

　患者さんはブラッシング時の出血を主訴に来院された20歳の男性で、2004年7月の初診時は6̄舌側にプラークが多く、プラークコントロールはあまり良くない状態でした（図8-a）。エックス線写真からは、CEJ付近に突起状の歯石があることがわかります（図8-b）。プロービング値はわずかでしたが、歯周ポケット内に歯石が付着していたため、正確に測れていなかったと思われます。

　そこで、歯石の付着状態をよりくわしく把握するために、エックス線写真をよく観察しながらトレースしたところ、やはりCEJ付近に付着していることがわかりました（図9）。実際にSRPを行うと、私が想像していたよりも硬く、多量に付着していると感じました。

　ところが、自分なりにSRPを行った後、エックス線写真（図10-a）と口腔内写真（図10-b）を確認してみると、6̄の遠心に残石が認められました。WHO型のプローブで探知すると確かに引っかかり、歯石があることはわかるのですが、何度スケーラーを入れても歯石は取れてきませんでした。

悩みに対して私がしたこと・考えたこと

　そこで私は、浅い歯周ポケット内のコンタクト直下の歯石が取れなかった原因を挙げてみました。
①自分のポジションが悪い
②出血が多く、歯石がきちんとみえていないため、歯石のあるところにブレードが当てられていない
③スケーラーが研げていない
④1度SRPした後、患者さんが就職活動で忙しく来院が途絶え時間が開いたため、歯肉が引き締まりスケーラーが入りにくくなった

　これを踏まえ、院内勉強会で先輩歯科衛生士に相談してみたところ、「浅いタイトな歯周ポケットなので、ブレードの太い新品のスケーラーでは取れないのでは？　細いスケーラーを使用してみてはどうか？」というアドバイスをもらいました。図11の右が私の新品のスケーラー、左が先輩のスケーラーです。ブレードを比較してみると太さにかなり差があることがわかります。

　さっそく、折れないように注意しながら先輩の細いスケーラーを使用してみました。その際、前述の反省を基に自分のポジションに気をつけ、エアーをよくかけて歯石をみながらSRPを行ったところ、歯石が取れてきました。

　SRP2週間後のエックス線写真と（図12-a）と口腔内写真（図12-b）をみると、まだプラーク、歯肉辺縁からの出血は残るものの、遠心のプロービング値は3mmに改善しています。

スケーリング・ルートプレーニングが上手にできないんです！

初診時の口腔内

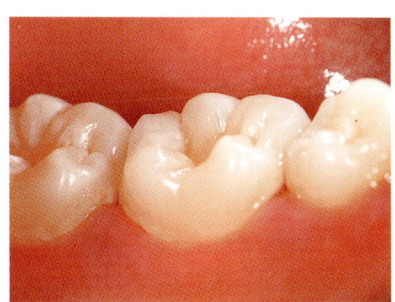

図8-a 初診時の6̄舌側面観（2004年7月）。

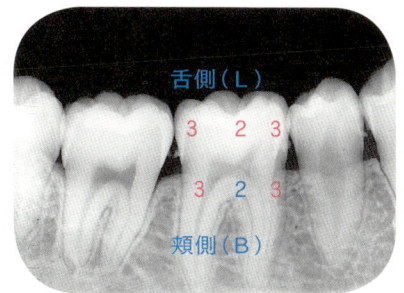

図8-b 初診時のエックス線写真と6̄のプロービング値（2004年7月）。CEJ付近に突起状の歯石が認められる。

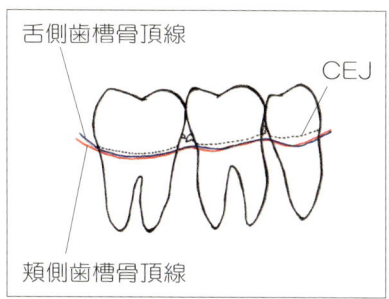

図9 エックス線写真のトレースからも、CEJ付近の歯石の付着がわかる。

SRP後の口腔内

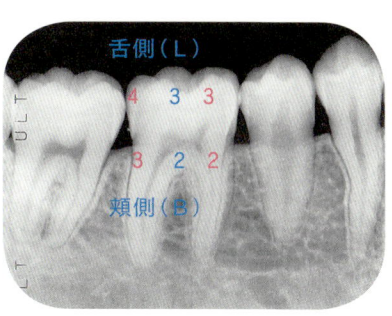

図10-a SRP後のエックス線写真とプロービング値（2005年2月）。遠心に残石が認められる。

図10-b SRP後の6̄舌側面観（2005年2月）。初診時と比較して、腫脹の軽減がみられるが、歯間乳頭部のひきしまりはまだ弱い。

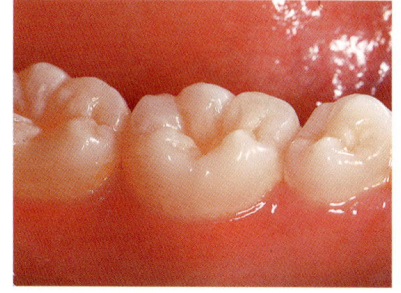

シャープニングによる違い

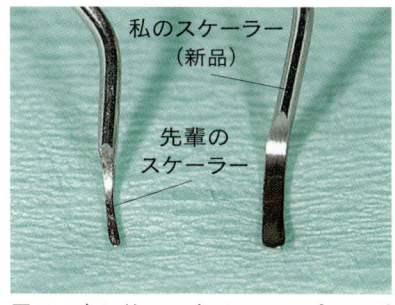

図11 右に比べ、左はシャープニングされブレードが細くなっている。

再SRPから2週間後の口腔内

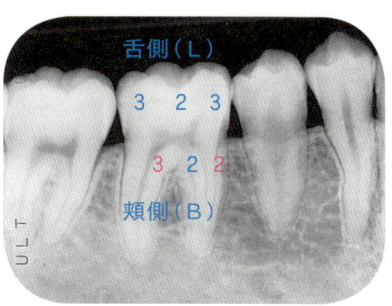

図12-a 再SRP後（2005年4月）。遠心のプロービング値が3mmに改善。

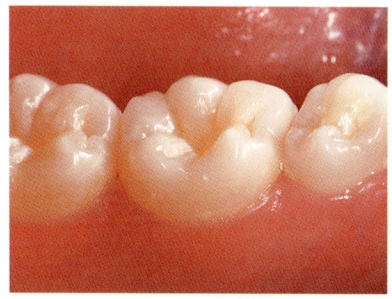

図12-b 再SRP後の6̄の舌側面観（2005年4月）。

今後の課題

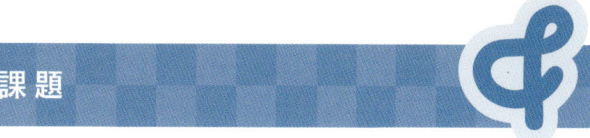

　この症例をとおして感じたのは、歯石は1度で取りきらないと後で取りにくくなり、自分だけでなく、患者さんに負担をかけてしまうということです。そうならないためにも、患者さんの歯肉、歯石の付着状況によって適切な太さのスケーラーを選択することが必要であると学びました。また、最初からよく切れるスケーラーを使うことで時間も短縮でき、患者さんの負担も少なくなったのではないかと反省しています。シャープニングはこれからの課題の1つで、正確に形態修正ができるよう練習していきたいと思います。

Part 1　インスツルメンテーションに関する悩み

私の悩み③〜動揺歯のSRPがしづらい！〜／田中美都

　私は、7年めの歯科衛生士です。最初の2年は、アシスタント業務中心の歯科医院に勤務していました。その後、景山歯科医院に勤務して5年めに入ろうとしています。担当している患者さんも多くなっていく中、SRPを行ううえで悩みとなっている動揺歯についてご報告いたします。

　患者さんは、7|の痛みを主訴に2004年1月に来院された54歳の男性です。初診時、喫煙歴は30年で蓄積本数が約219,000本でした。エックス線写真から7|の重度の骨吸収がわかります。また、プロービング値はもっとも深いところで10mmあり（図13-a）、BOPもみられました。口蓋側には歯肉退縮が認められ（図13-b）、動揺度が3度でした。疼痛が強かったため、2004年1月に浸潤麻酔下にて歯を指で押さえながらSRPを行いました。

　しかし、2月に再評価を行ったところ、プロービング値の変化はみられませんでした。再評価後は、歯周ポケット内を洗浄、歯科医師による咬合調整と隣在歯の固定を行いましたが改善がみられず、1年後の2005年1月には動揺度が増し、咬合時疼痛があるため抜歯となりました。

悩みに対して私がしたこと・考えたこと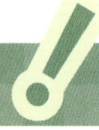

　私は抜去歯を用いて、抜歯になってしまった原因を探ろうと考えました。図14は抜去歯を近心から見た写真です。歯周ポケットの浅い口蓋根近心と頬側根に歯石の付着がみられます。こうしてみると、SRP時に自分がどこまでスケーラーをアクセスすることができていたのかがわかります。また、図15は抜去歯をトレースし、残石部分を書き込んだものです。これをみると、自分が思っていたよりも多く残っていることがわかりました。

　そこで、残石してしまった原因を挙げてみました。
①動揺歯だったのでおそるおそるSRPを行ってしまった
②歯石の位置を正確に探知できていなかった
③均一の力でSRPを行えなかった
④スケーラーを偏ることなく根面全体に当てて沈着物を除去することができなかった
⑤コンタクト下にしっかりとスケーラーが当てられなかった

　これらを基に、症例を先輩歯科衛生士にみてもらったところ、
① SRP前にプロービングを行う
②プローブのみの探知だけではなく、歯周ポケットにエアーをかけて歯石を目で確認する
③動揺歯は、即時重合レジンで固定してからSRPを行う
④隣在歯と近接している場合など、スケーラー操作が困難なときには、スケーラーの刃部を歯根に沿わせて近心コンタクト直下から頬側に向かって動かす
⑤浅い歯周ポケットの歯石を見落とさないようにする

というアドバイスをもらいました。

　先輩歯科衛生士のアドバイスから、実際に顎模型を用いて、④の練習をしました。図16は7|の頬側近心根の近心の残石箇所にグレーシーキュレットの♯7-8を根面に沿わせながら、頬側近心根のコンタクト直下から矢印方向にスケーラーをひいてきているところです。コンタクト下のSRPは、スケーラーの操作が難しく苦手部位でしたが、このようにスケーラーを根面に当ててみると操作がしやすいことがわかりました。

スケーリング・ルートプレーニングが上手にできないんです！

初診時の口腔内

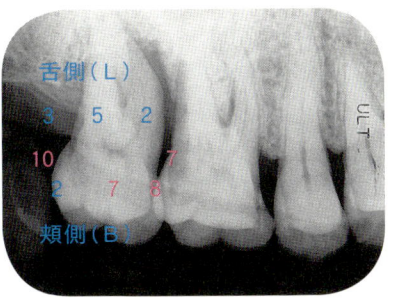 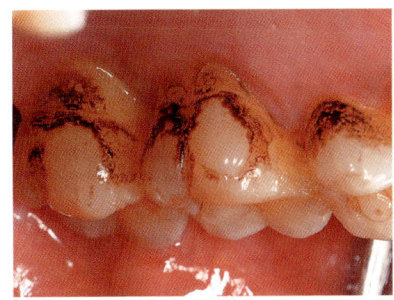

図13-a｜図13-b

図13-a　初診時の上顎右側臼歯部のエックス線写真とプロービング値（2004年1月）。7┘に重度の骨吸収がみられる。

図13-b　初診時の上顎右側臼歯部の口蓋側面観（2004年1月）。歯肉退縮が認められる。

抜去歯からわかること

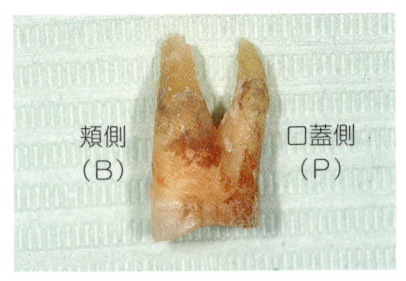 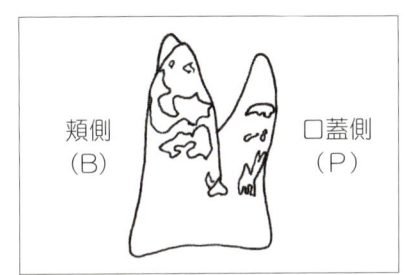

図14｜図15

図14　抜去歯の近心面に残石がみられる（2005年1月）。

図15　抜去歯のトレース。残石部分を書き込んだ。

顎模型を用いた練習

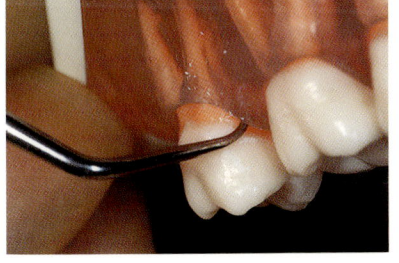 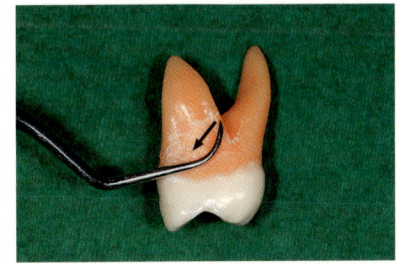

図16-a｜図16-b

図16-a　模型を使用して7┘の頬側近心根のコンタクト下にスケーラーを当てているところ。

図16-b　頬側近心根のコンタクト直下から矢印方向にスケーラーを動かしているところ。

今後の課題

　この症例を見直したことで、SRPにおける自分の苦手なところが明確になりました。そして、**教科書どおりの器具操作にとらわれずにその歯にあった器具操作をみつけることが必要だと感じました。そのためには、抜去歯にスケーラーを当てて SRP 時に難しいと感じた部分の器具操作を練習すること**が必要であり、その大切さがわかりました。

　また、アドバイスをもらうことによって自分では思いつかない器具操作の方法や、SRP を行う際の基本の見直しになり、とても勉強になりました。動揺歯の SRP は苦手でしたが、この経験をこれから活かしていきたいと思っています。

23

Part 1 インスツルメンテーションに関する悩み

おわりに

 今回、SRPに関する悩みを取り上げましたが、まずは何が悩みなのか具体的にすることが、解決の一歩になることに気づきました。そして、実際に悩みと向き合うことで少しずつ解決策がみつかり、技術の向上にもつながると思いました。
 皆様は、どのような対策を立てられたでしょうか？ 今後は、自分なりに考えるとともにより多くの人の意見を参考にして視野を広げていきたいです。

先輩歯科衛生士からのアドバイス

解決するために必要なこと
飯田しのぶ／景山歯科医院

 SRPが思うようにできないという悩みは、歯科衛生士なら誰もが持っていると思います。しかし、大切なのは、その悩みにどのように向き合うかです。残石をチェックしてもらえばいい、先輩に聞けばいいと安易に考えてしまうことがかえって上達を妨げているのではないでしょうか。アドバイスが役立つのは、本当に知りたいと思っているときです。漠然とした悩みから、どんなことが問題なのかを具体的に考えてみることが、解決への手がかりとなります。
 今回のように、「歯石があるとわかっているのに取れない」のであれば、なぜ取れないのかその原因について自分で考える、「歯石がどこにあるかがわからない」のであれば、どうしたら探知できるかその方法を考え、調べ、トレーニングすることが大切です。そして、自分で考えた答えに対し、本人が気づかないことをアドバイスするのが、先輩歯科衛生士の役割だと思います。
 それを踏まえたうえで、私なりのSRPのポイントを紹介します。私が**SRPの際に大切にしているのは、歯石沈着や歯根をイメージしながら行うことです。そのためには、抜去歯を観察することが1番**だと思います。CEJ付近に歯石沈着がある歯や、根面の状態、根分岐部の歯根形態や歯石沈着などを目で見て観察し、プローブやエキスプローラーで触知することで歯石を探知する感覚を養います。
 そして、**実際に直視下でSRPを行い、スケーラーの動きや歯根が滑沢になるようすを観察します。このとき、触診することでSRPのイメージを作ります**。直視下でできないことは、ブラインドで行っても難しいことだと思います。一方、ブラインドで練習するときは、直視下でのイメージを大切にします。歯周外科処置時にフラップを開けた際の情報も、骨縁下ポケットを理解するうえで重要です。
 そうやって毎日の臨床に興味を持ち観察する習慣をつけることと、日々のトレーニングが上達につながるのではないでしょうか。

参考文献
1. 山岸貴美恵(ed). 月刊「デンタルハイジーン」別冊 すぐ役立つスケーリング・ルートプレーニング. 東京：医歯薬出版, 1997：6.

CASE 3

私の悩みを聞いてください！

根分岐部病変の対応に自信がないんです！

落合真理子／もりや歯科

【アドバイス】
飯田しのぶ／景山歯科医院

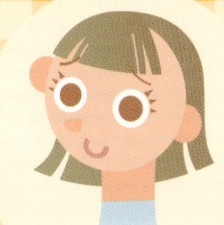

　私は、現在10年めの歯科衛生士です。現在の医院では勤務して3年めとなり、メインテナンスへ移行している患者さんも増えてきました。当院では、さまざまなデータを採り規格化した資料として残しているので、自らの行っている処置によりどの程度変化したかなどを客観的に見ることができます。しかし、そうやって振り返る中で、対応が正しかったかどうか、不安なケースもあります。今回は、根分岐部に課題の残る患者さんの症例を挙げ、整理してみたいと思います。

Part 1　インスツルメンテーションに関する悩み

初診時データ

患　者：57歳・女性
初診日：2004年2月
職　業：無職
主　訴：上顎左側の義歯が外れて気になる、歯の汚れの除去
口腔内所見：隣接面のプラーク付着、|5 相当部インプラント周囲炎よる排膿、不適合補綴物あり

エックス線写真所見：全顎的に中等度〜重度の水平性骨吸収あり、重度歯周炎と診断
既往歴：なし
喫　煙：20歳より1日20本
食生活習慣：1日3回の食事以外に砂糖・ミルク入りのコーヒーを毎日1回程度飲む習慣がある

初診時の口腔内

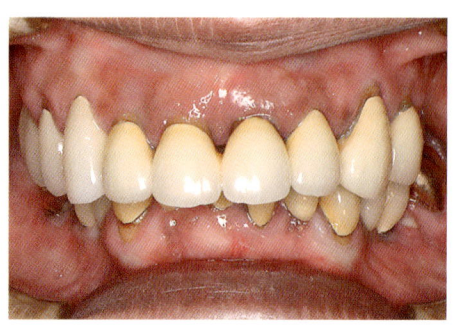 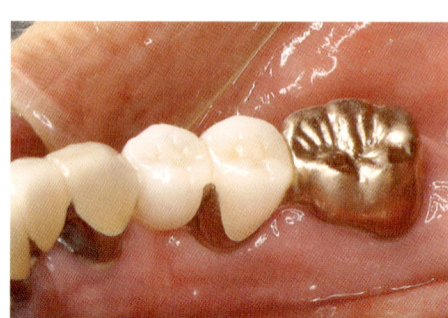

図1-a、b　初診時の口腔内写真（2004年2月）。|5 相当部はインプラント周囲炎により排膿が認められる。

私の悩み〜根分岐部病変への対応について〜

1 初診時

　患者さんは、初診時57歳の女性の方です。主訴は「左上の入れ歯が外れて気になる」「歯の汚れを取りたい」というものでした。口腔内所見としては、隣接面にプラークの付着が認められ、全顎的に連結の補綴処置がされており、不適合補綴物も認められました。下顎は 6 5|5 にインプラントが埋入されており、特に|5 相当部からはインプラント周囲炎による排膿が認められました（図1）。

　初診時の検査では、口腔内写真およびパノラマエックス線写真撮影、プロービング検査、スタディモデル採得を行いました。エックス線写真からは、水平性骨吸収が認められ、上顎右側は根尖付近まで骨吸収が進んでいることがわかりました（図2）。また、残存歯の根がやや短く、歯根-歯冠比の悪さが気になりました。インプラントは 6 5| の2本は2〜3年前、|5 は5〜6年前に埋入したとのことでした。

　またプロービング検査の結果、全顎的に4〜8mmの深いプロービング値や、出血（BOP）、インプラント周囲炎により排膿している部位の他にも排膿箇所が3歯認められ、強い炎症が起こっていることが確認されました。さらに、|6 舌側にはⅠ度の根分岐部病変が認められました（図3）。こうしたことから、重度歯周炎と診断されました。

　また、喫煙は1日に20本、フッ化物については、フッ化物

初診時のエックス線写真＆プロービングチャート

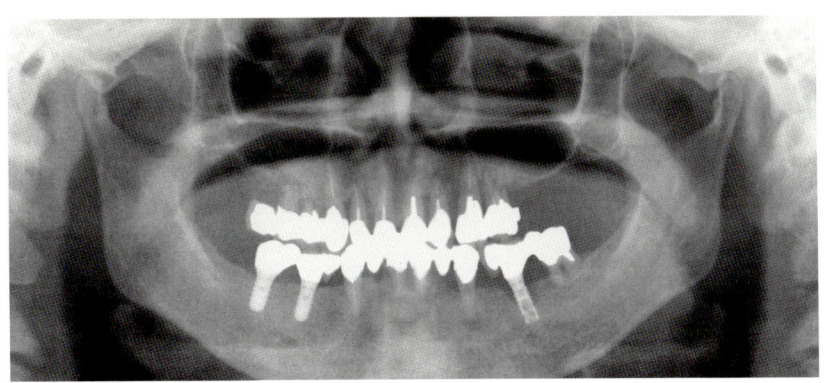

図2 初診時のパノラマエックス線写真（2004年2月）。全顎的に水平性骨吸収が認められ、短根であることがわかる。

図3 初診時の|6のプロービングチャート（2004年2月）。4mm以上のプロービング値とBOP、Ⅰ度の根分岐部病変が認められる

配合歯磨剤を使用しているものの、意識しているわけではないようでした。

その後、院長から患者さんへ検査結果の説明があり、今後の治療計画について話し合いが行われました。患者さんのお話によると、インプラントを埋入した医院では、メインテナンスの重要性について説明がなかったそうです。

そのため、インプラント埋入後のプロフェッショナルケアの重要性を知らされないまま、患者さんは自己流でセルフケアのみを行っていたとのことでした。そこで、6 5|のインプラントも含めメインテナンスの重要性が伝えられました。

しかし、残念ながら|5はインプラント周囲炎が著しいことから、連結している補綴物の再治療をともなうインプラントの除去が提案されました。

結果的に、主訴とは異なる部位に治療の必要があることはご理解いただきました。しかし、患者さんは、以前受けた全顎補綴治療がとても苦痛で、できるだけ「治療したくない」「抜きたくない」という強い気持ちをお持ちで、全顎的な再治療を行うか、|5のみにするかで迷われていたため、歯周基本治療を先に進めていきました。

2 歯周基本治療

4回めの来院時から、歯周基本治療を開始しました。スケーリング・ルートプレーニング（SRP）の前に、まずはTBIを行いましたが、歯科医院に通院しているということが、すでに患者さんの口腔内に対する意識を変えているようで、初診時に比べプラークコントロールは向上していました。TBI時にも大変協力的で、歯間ブラシもスムーズに受け入れてくださいました。

とはいえ、SRP直前のプロービング検査では、O'learyのプラークコントロールレコード（PCR）は若干減少したものの、深いプロービング値や排膿に変化はありませんでした。

SRPは4回に分け、一部麻酔下で行うことにしました。なお、喫煙者特有の厚く硬い歯肉だったので、本来ならSRP後の歯肉退縮は起こりにくいと予想されました。しかし、重度の骨欠損と大量の歯肉縁下歯石が沈着していたため、歯肉退縮が起こる可能性があること、また、前歯部では歯肉退縮によりブラックトライアングルが起こる可能性があることなど、審美面での変化をあらかじめ伝え、ご理解いただいたうえでSRP

27

Part 1 インスツルメンテーションに関する悩み

再評価時の口腔内

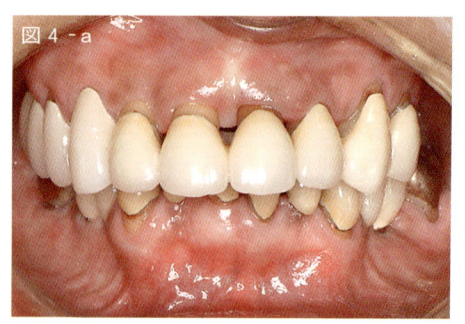
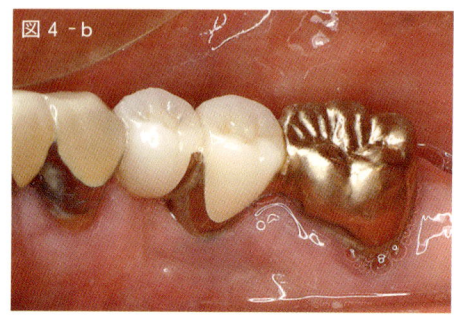

図4-a、b　再評価時の口腔内写真（2004年4月）。SRP後、上顎前歯部、6̲舌側に歯肉退縮が認められた。

図5　再評価時の6̲プロービングチャート（2004年4月）。根分岐部にプラークが入り込んでおり、BOPがみられた。

を開始しました。

　SRPを終えた時点で、あらためて患者さんに5̲のインプラントの除去について意思を確認したところ、同意が得られましたが、その他はできるだけ治療したくないとのことだったので、治療計画としては、インプラント除去後6̲の再治療、3̲6̲を鉤歯にした部分床義歯となりました。

3 再評価

　歯周基本治療終了後、再評価を行いましたが、残念ながらほとんど変化はみられませんでした。SRP後、若干歯肉退縮が認められ、6̲の根分岐部病変はⅡ度になり、プラークもみられ、さらにBOP（＋）でした（図4、5）。再評価以降、インプラントの除去など、外科処置や根管治療などを行うこととなりました。

4 メインテナンスまでの根分岐部の経過について

　メインテナンスに入るまでの間に、6̲の根分岐部病変にも変化がありました。ここで、根分岐部への対応や変化について整理したいと思います（図6）。

（1）根分岐部病変の悪化

　再評価後、プラークコントロールの確認を行うと、舌側の歯頸部にプラークが付着していたため、歯ブラシの毛先を根分岐部へ入れ込むようにと再度TBIを行いました。すると、次の来院時にはプラークコントロールは改善し、辺縁歯肉の腫脹も認められませんでした。

　しかし、根分岐部内にプラークが入り込んでいることには変わりありませんでした。これを除去しない限り、炎症が改善されることはないため、患者さんに外科処置を提案してみましたが、拒否されました。

　その後、治療用義歯が装着され、数週間後に来院されたときには、6̲の根分岐部、頬舌側ともに歯肉が腫脹していました。さらに、イリゲーション時の薬液（クロルヘキシジン）の流れから、Ⅱ度だった根分岐部病変がⅢ度になったことが確認されました。なぜ、Ⅲ度になってしまったのか悩みました。

（2）歯間ブラシの使用

　次の来院時には、6̲の腫脹は軽減していましたが、プラークに変化はありませんでした。そこで、根分岐部へ歯間ブラシを挿入してみると、やや強い抵抗があったものの、挿入することはできました。これを受け、根分岐部にも歯間ブラシを使用していただくことにしました。

　ところが、2週間後に来院さ

根分岐部病変の対応に自信がないんです！

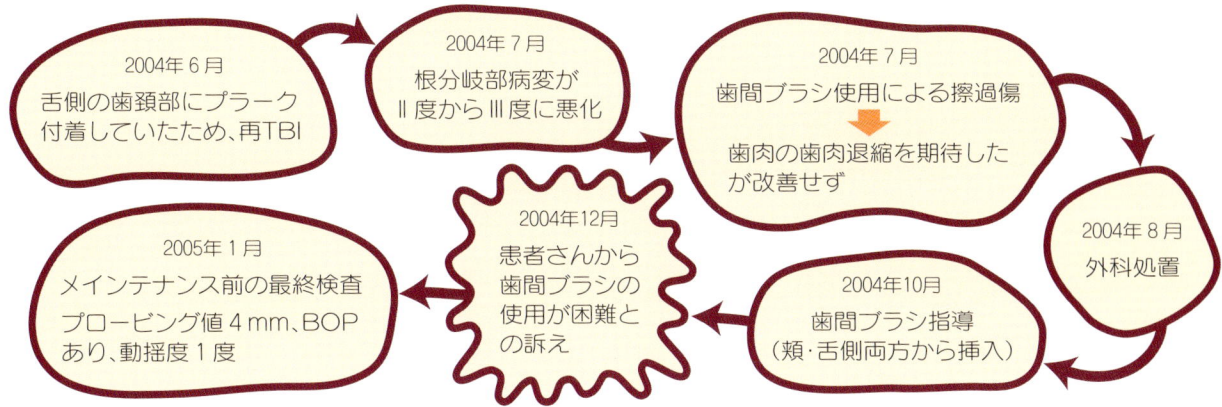

図6　再評価後からメインテナンス前までの根分岐部の経過。

れたときに清掃状態の確認をすると、頬側の歯肉に擦過傷ができていました。やや強い抵抗があったにもかかわらず、歯間ブラシを使用したことが原因だったのでしょうか。

それでも私は、疼痛がなかったことと、この擦過傷が改善する際にさらに歯肉退縮が起これば、歯間ブラシ使用時の抵抗も小さくなり、根分岐部の清掃性が向上するかもしれないと予想し、引き続き歯間ブラシを使用していただくことにしました。

しかし、次の来院時、根分岐部の擦過傷は改善していなかったのです。頬側の歯肉が厚かったためか、簡単には歯肉退縮が起きなかったのです。歯間ブラシの使用を継続していただいたことは正しかったのか悩みました。

(3) 外科処置

根分岐部病変がⅢ度となり、よりプラークの付着が避けられない環境の中で、私は頬側の厚い歯肉を下げることができれば、よりスムーズに根分岐部の清掃ができるのではないかと考えました。そこで院長に相談し、患者さんとも話し合った結果、外科処置の承諾が得られました。

外科処置後、治癒を待って患者さんには、頬・舌側両方から歯間ブラシを挿入してもらうようTBIを行いました。この時点では、とてもうまく挿入することができたので、毎日必ず使用するようにと伝えました。その後、最終補綴物製作へと移行しました。

(4) 舌側の歯間ブラシの中断

しかし、2ヵ月後新たな問題が起こってしまいました。プラークは除去できており、出血もみられなくなったため、この状態の清掃性を維持できれば、長期安定も望めると期待したのですが、患者さんから舌側から歯間ブラシを挿入することが困難との訴えがあったのです。

舌側は根面が露出しており、プラークが停滞しやすい状態だったので、清掃を継続してほしかったのですが、ここで続けるようにと伝えることは、患者さんを精神的に追い込むことにもなりかねないと思いました。

むしろ、舌側からの歯間ブラシ使用が困難であると正直に話してくれたことに感謝し、患者さんにとって負担のない方法を選択しようと決めました。頬側

29

Part 1 インスツルメンテーションに関する悩み

メインテナンス直前の口腔内

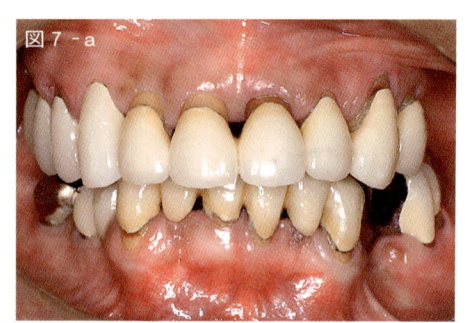
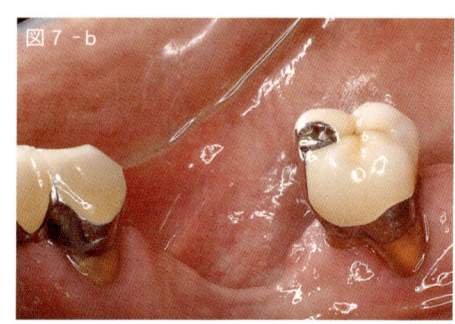

図7-a、b メインテナンス前の最終検査時の口腔内写真（2005年1月）。外科処置により、6⏌頬側の歯肉は歯間ブラシが挿入できるようになった。しかし、舌側根分岐部にはプラークが付着している。

図8 メインテナンス前の最終検査時の6⏌プロービングチャート（2004年4月）。

ポケット	2	④	③
	2	④	2
動揺度		1	
根分岐部		Ⅲ	
プラーク		✕	

○…出血

からなら続けられるということだったので、頬側からは継続していただくことにしました。

（5）メインテナンス前の最終検査

最終補綴物と部分床義歯の装着後、メインテナンス前の最終検査を行いました（図7、8）。6⏌は外科処置を行ったことで、頬側歯肉が下がり根分岐部の清掃が容易になりましたが、プロービング値は4mm、根分岐部からの出血も認められました。さらに、孤立歯となり動揺度は1度となりました。

検査結果報告の際には、あらためて深いプロービング値が残っていることを説明しました。そのうえで、メインテナンスの位置づけとしては良い状態を長期維持するためではなく、治療しなければならなくなる日を1日でも先延ばしにすること（妥協的メインテナンス）を患者さんと確認しました。そして、「治療しなければならなくなる日」は、残念ながら近い将来訪れるであろうこと、その日が来たら抜歯が必要となることも再度お伝えしました。

これらを踏まえたうえで、月に1回のメインテナンスに応じていただけることとなりました。このような形でのメインテナンスは患者さんも私もつらいですが、「1日でも治療を先延ばしにしたい」という患者さんの希望に対し、私にできることを精一杯したいと思いました。

⑤メインテナンス

患者さんは、メインテナンスにきちんと応じてくださり、来院時には旅行先でのこと、趣味のテニスの試合結果についてなど毎回明るくお話してくださいました。

メインテナンス内容としては、深い歯周ポケットにデブライドメントを行い、PMTC後、コンクール希釈液にてイリゲーションをしました。メインテナンスに入っても、6⏌舌側は近心根遠心隅角、遠心根近心隅角にどうしてもプラークが付着し、なかなかプラークコントロールは向上しませんでした。患者さんには、妥協的にメインテナンスを行っていることを毎回伝えながらも、痛みのないことと食事に不自由しないことをお互いの目標としていました。これもメインテナンスの1つのあり方なのかなと、私自身考えていました。

根分岐部病変の対応に自信がないんです！

メインテナンス2年めの 6̄ **再治療後の 6̄**

図9 ｜ 図10

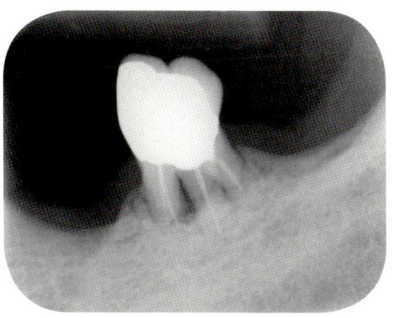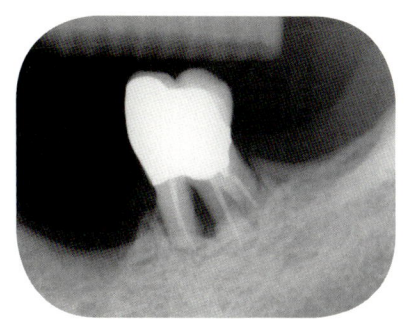

図9　メインテナンス2年めの 6̄ のエックス線写真(2006年5月)。根分岐部に、根尖付近までの透過像が認められる。動揺度は2度である。

図10　再治療後の 6̄ のエックス線写真(2006年11月)。図9に比べ、透過像が濃くなっているようにみえる。

再治療後の口腔内

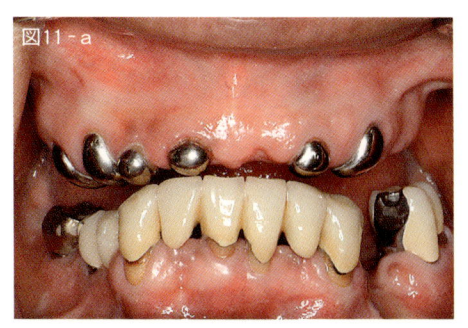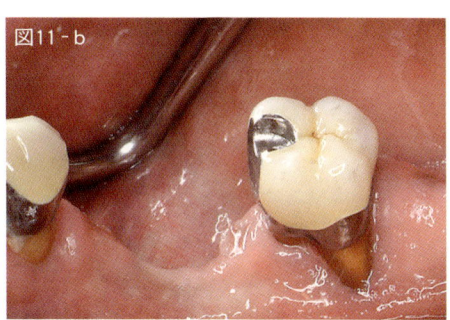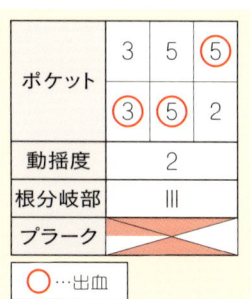

図11-a

図11-b

図11-a、b　再治療後の口腔内写真(2006年11月)。上顎はオーバーデンチャーを装着。 6̄ は、根分岐部に頬側からのみ歯間ブラシを使用し、舌側の根分岐部は歯ブラシのみで清掃している。そのため、根分岐部のプラークが除去できない。

図12　再治療後の 6̄ のプロービングチャート(2006年11月)。中央部に5mmのプロービング値があり、エックス線写真と照らし合わせると根尖近くまでの距離になっていると予想される。

⑥再治療

　メインテナンス2年めに早くも問題が発生しました。上顎右側のブリッジが脱離したのです。そのことがきっかけで、上顎の治療を開始することになりました。 6̄ はプロービング値が5mmとなり、BOP(＋)の状態が続いていました(図9)。

　上顎は5本を抜歯することになり、約半年かけてオーバーデンチャーとなりました。上顎を治療したことで、 6̄ の咬合は安定したものの、舌側のプロービング値は5mm、舌側遠心根も根分岐部Ⅲ度、BOP(＋)、動揺度2度の状態でした(図10〜12)。

＊　＊　＊

　患者さんは大変協力的で、その後も月1回のメインテナンスには応じていただけています。しかし、 6̄ については、毎日歯間ブラシを使用しているというものの、来院時に挿入すると、舌側だけでなく頬側からもプラークが除去されてきます(次ページ図13)。やはり根分岐部内のプラークは、セルフケアでは除去しきれず、依然として不安が残っています(次ページ図14)。これまでの治療経過を振り返ると、根分岐部への対応は適切だったのでしょうか。

Part 1　インスツルメンテーションに関する悩み

歯間ブラシによる 6| の清掃状態の確認

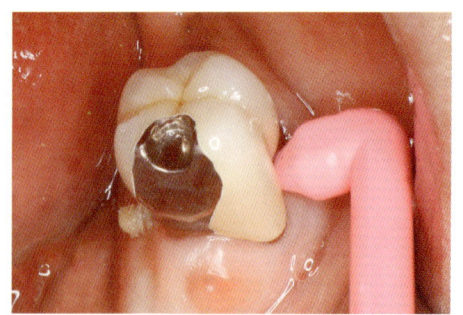 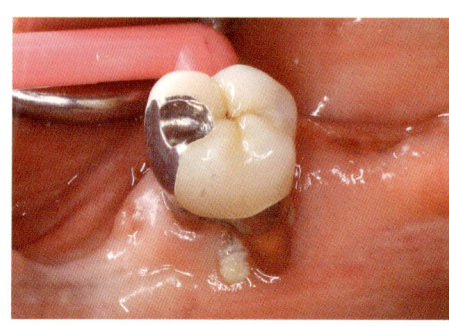

図13-a、b　歯間ブラシ挿入時の 6|（2007年2月）。歯間ブラシは、ルミデントUS（ヘレウスクルツァージャパン）を使用。頬・舌側から挿入すると、ブラシ先端にプラークが付着してくる。

現在の 6| の状態

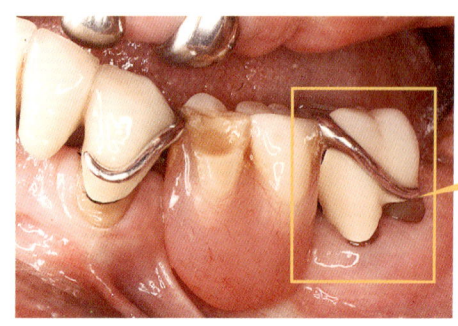 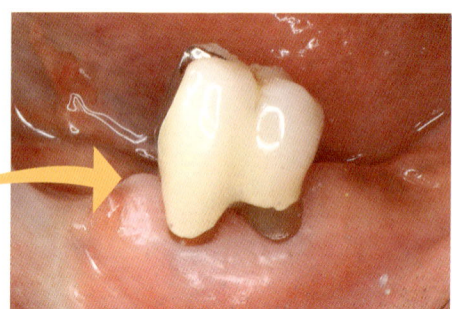

図14-a、b　現在の 6| の状態（2007年2月）。舌側遠心根の歯肉退縮が著しく、根面にプラークが付着している。

悩みに対して私がしたこと・考えたこと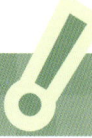

❶歯間ブラシの使用は正しかったのでしょうか？

根分岐部がⅢ度になった際、プラークを除去してもらうために、根分岐部の歯肉が退縮すれば歯間ブラシが入りやすくなるだろうと考え、やや強い抵抗があるにもかかわらず歯間ブラシの使用をおすすめしました。しかし今思えば、SRPの際には「厚く硬い」歯肉は退縮しにくいということを予想していたにもかかわらず、歯間ブラシの使用にあたっては、そのことを考慮していませんでした。最初からそこまで考えられていたら、擦過傷をつくることはなかったのかもしれません。

❷患者さんの意見を受け入れてよかったのでしょうか？

現在、6| は頬側からのみ歯間ブラシを使用していただいています。外科処置後は、頬・舌側両方から歯間ブラシを挿入できていましたが、舌側からの歯間ブラシ使用が大変であるという患者さんの訴えを受け入れました。そのため、メインテナンス時には舌側にプラークが付着してくることが多いのが現状です。

患者さんから訴えがあったとき、継続してほしいという思いは、私の中にありました。しかし、それによって患者さんが歯間ブラシの使用を負担に感じ、使用すること自体をやめたいといわれてしまうのではないかという不安がありました。

そのため、頬側のみでも根分岐部に歯間ブラシを使用してもらうことにしました。また、せっかく正直に話してくれた患者さんに対し、それ以上の使用をすすめても行動がともなわないのではないかと考えました。

その代わりとして、効果的なプラークコントロール法を提案できればよかったのですが、それができなかったことが、舌側のプラークコントロールが伸びないという結果になっているのだと思います。

根分岐部病変の対応に自信がないんです！

今後の課題

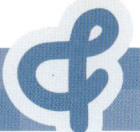

　ブラッシングによる歯肉の状態の変化は、日常臨床でよく経験することです。腫脹していた歯肉の炎症が改善したときには、適切にプラークコントロールできたのだと患者さんとともに喜びを分かち合いますが、**炎症の除去でどのような形態変化が起こるのか**ということについても考える必要があります。**SRP 前だけでなく TBI 前にも歯肉のタイプや、骨の状態などを考えたうえで予測する**ことが重要だと感じました。

　特に、今回のような根分岐部へのセルフケアにおいては、患者さんにその重要性を理解していただくことはもちろんですが、**清掃用具の選択肢を多く持っておかなければ、患者さんのさまざまな要求に応えられない**ということも実感しました。今後は、患者さんに新しい清掃用具を取り入れることを楽しんでもらえるよう、たくさんの引き出しを持てるようにしていきたいと思います。

　初診時にすでに根分岐部が認められた歯の予後は、外科処置を行っても長期安定は難しいとの文献から[1]、今回紹介した患者さんの⌐6もそう長くはもたないのかもしれません。それでも、セルフケアとプロフェッショナルケアでできることを最大限に行い、1日でも長く維持できるよう今後も患者さんに寄り添っていきたいと思います。

先輩歯科衛生士からのアドバイス

進行した根分岐部病変は歯の喪失後を考えて

飯田しのぶ／景山歯科医院

　今回の症例では、初診時から重度歯周炎とインプラント周囲炎を起こしていることから、歯周炎のコントロールが重要だと思います。私が担当するのであれば、以前の治療が苦痛だったこと、歯を抜きたくないという患者さんの希望を活かし、**健康を取り戻し維持するためには何が必要かというモチベーションを繰り返し行いながら、歯周基本治療を行います**。その中で、外科処置の不安を和らげたり、補綴処置の必要性を伝えるようにします。また、ブラッシングにおいても初診時の補綴物の形態によって磨きにくく、歯頸部付近に歯ブラシが当たらないようであれば、**軟らかめで密毛の PBT 材質のブラシを使用してもらうと、歯間部まで毛先が到達しやすく、歯肉にも傷がつきにくい**ように思います。

　今回、落合さんは⌐6の根分岐部に対する歯間ブラシの使用について悩まれていましたが、⌐6は、初診時からエックス線写真の透過像がみられ、4〜6mm の垂直性のプロービング値がありました。根管内の感染だけが原因であれば、プローブは根分岐部内に入らないはずですから、歯根の長さから考えても根尖付近まで付着喪失が予測されます。こうしたことから、歯間ブラシの使用は避けられないのではないでしょうか。

　ただし、歯ブラシが苦手な方は、歯間ブラシやワンタフトブラシも苦手な方が多く、清掃用具を増やしても、良い結果が得られるとは限りません。**患者さんの手先の器用さを把握し、プラークの除去が難しく感じてしまうようであれば、患者さんに合わせた清掃用具の選択が必要**となります。この患者さんの場合、頬側からの歯間ブラシと舌側からの歯ブラシであれば長続きすると思います。

　特に、⌐6は義歯の鉤歯となる治療計画のため、

Part 1 インスツルメンテーションに関する悩み

重要な役割を担っています。ですから、この歯の重要性とプラークコントロールの大切さを理解していただかなければなりません。**場合によっては、歯科医師や歯科技工士にも協力してもらい、舌側にも根分岐部を考慮した形態のテンポラリークラウンを製作し検討する**のもいいと思います。たとえば、舌側に傾斜していることから、頬側の形態のように歯冠部の豊隆を抑えてフルーティングをもたせると、磨きやすくなるでしょう。

メインテナンス中、患者さんに目標を持ってもらうことは大切ですが、プラークを取ることばかりに重点を置かず、「6を失った後の治療計画を歯科医師と話し合い、**患者さんにも根分岐部病変のある歯の寿命は短いことを理解していただき、長期計画を伝えておくことも大切**だと思います。

その後の経過〜今思うこと〜

本欄は、月刊『歯科衛生士』掲載以降に新たに執筆した内容です。

その後、3ヵ月ごとのメインテナンスを継続していましたが、2008年3月を最後に来院が中断してしまいました。そして、再び来院されたのは、2009年9月のことで、「6が腫れて痛いと連絡がありました。

「6は、根分岐部の歯肉が腫脹しプロービング値は8mmに増加し、下顎右側のインプラント部は、インプラント周囲炎を起こし排膿していました。そして、残念ながら11月に「6は抜歯、インプラントも除去することになり、オーバーデンチャーとなりました。

メインテナンスを中断せずに続けていれば、もう少し抜歯の時期を遅らせることができたかもしれません。しかし、根分岐部病変を有した歯のメインテナンスでは、悪化のスピードを緩めるだけで、長期維持できるとは限らないということを実感しました。またこの患者さんの場合、長期にわたる喫煙の影響があったことも抜歯の時期を早めた原因であることは間違いありません。

健康を維持するメインテナンスではなく、悪化を緩やかにするという位置づけでのメインテナンスでは、今回のように残念ながら抜歯に至ることもありますが、そのときには患者さんを精神面でもサポートできるように、普段のメインテナンスから患者さんとの信頼関係を築いておく必要があることを感じています。

参考文献
1. Wang HL, Burgett FG, Shyr Y, Ramfjord S. The influence of molar furcation involvement and mobility on future clinical periodontal attachment loss. J Periodontol 1994；65(1)：25-29.

CASE 4

私の悩みを聞いてください！

歯肉増殖をどのように管理したらいいの？

酒井　道、矢口優子／
つくば予防インプラントセンター ファミリー歯科

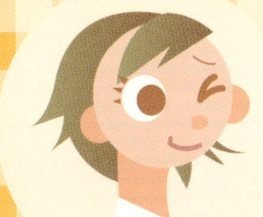

　私は、今年歯科衛生士になり4年めを迎えます。当院では、歯科衛生士として歯周基本治療を中心に、週に1度訪問診療で口腔ケアなども行っています。歯周治療は担当制で行っていますが、年中無休で診療しているため、患者さんの希望によっては2人でペアを組むこともあります。4年間でいろいろな症例をみてきましたが、いつも悩むことがあります。

　それは、歯周基本治療を終えたものの、リスク部位が残る患者さんをどう管理していくかという問題です。当院では、スケーリング・ルートプレーニング（SRP）が終わり再評価をした後、リスクが残る場合は、再SRPを行います。しかしそれでも改善しない場合は、担当歯科医師と患者さんと相談しメインテナンスで管理するか、外科処置を選択するかを話し合います。そして、その結果による治療方針を患者さんに説明し、理解していただきます。

　そんな中、歯肉増殖のある患者さんを初めて担当することになりました。こうした症例は初めてだったため、どのように口腔が変化していくのか想像ができず、試行錯誤しながら歯周治療を行いました。そこで、今回の体験をあらためて整理し、現在の問題点を考えていきたいと思います。

Part 1　インスツルメンテーションに関する悩み

再々初診時データ

患　者：56歳・男性
再々初診日：2004年8月
職　業：会社員（夜勤勤務もあり、生活環境は不規則）
主　訴：上顎左側の歯肉の腫れと痛み
口腔内所見：プラークコントロール不良、全体的に歯肉の増殖が著しくびらん状に腫脹、歯肉の発赤が強いため義歯が合わなくなり使用できない、6⏌排膿（＋）、平均プロービング値4～6mm、平均BOP（＋＋）
エックス線写真所見：6⏌垂直性吸収、⏌1欠損、1⏌⏌2間過剰歯、6⏌は抜歯されており頬舌的に骨がない、8 7⏌は近心傾斜しているため骨吸収がみられる、中等度～重度歯周炎と診断
既往歴：高血圧症
喫　煙：なし
服用薬：アダラートCR®（降圧剤）※初診時は確認できなかった、メバロチン®（高脂血症剤）
食生活習慣：夜勤時、お腹にたまる物を間食。晩酌は毎日はしないが、焼酎1升程度飲むこともある
ブラッシング習慣：起床時と就寝前の1日2回、1～2分ブラッシング（出血あり）、歯ブラシは家では手用歯ブラシ、仕事場では電動歯ブラシを使用

初診時の口腔内

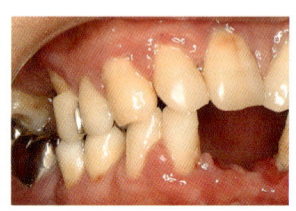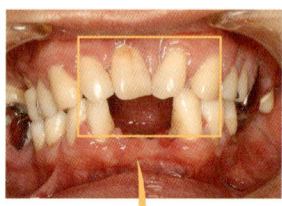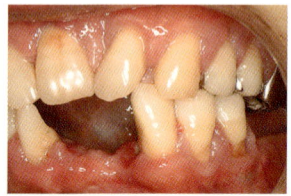
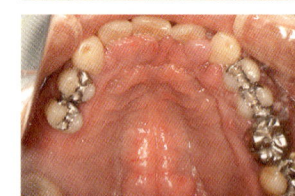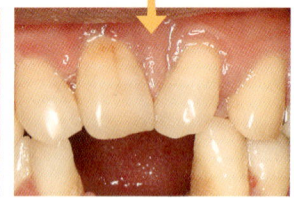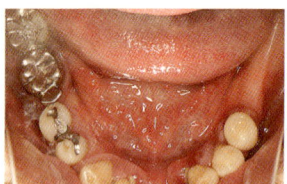

図1　初診時の口腔内写真（1998年6月）。6⏌に排膿がみられ、歯肉が全体的にいびつに増殖しており、特に上顎前歯部口蓋側・下顎舌側が著明である。3 2⏌⏌3には歯石とプラークが認められる。2004年8月の来院時にはこの状態とあまり変化がなかったため、口腔内写真は撮影せずこれを用いた。

私の悩み～歯肉増殖のある患者さんへの処置について～

1 初診時

患者さんは56歳の男性で、上顎左側の歯肉の腫れと痛みを主訴に2004年8月に来院されました。6⏌が排膿しており、顔もずいぶん腫れあがった状態で、歯肉縁上・縁下ともに多量の歯石沈着が認められ、中等度～重度の歯周炎と診断されました。また、口腔内をみると、歯肉が全体的にいびつに増殖しており、特に舌・口蓋側歯間乳頭で著明でした（図1、注：写真は初診時のものですが、このときとほとんど変化がみられなかったため撮り直しはしませんでした）。

この患者さんは高校生のときに若年性高血圧症※と診断されて以来、薬を服用されていました。血圧は、薬を服用しないと平均170～180mmHgくらいで、薬は何度も変更しており定期的に病院へ通院しているそうです。そのため、私は、当初副作用のある降圧剤（ニフェジピン）による歯肉増殖だと思いま

歯肉増殖をどのように管理したらいいの？

再々初診時のエックス線写真＆プロービングチャート

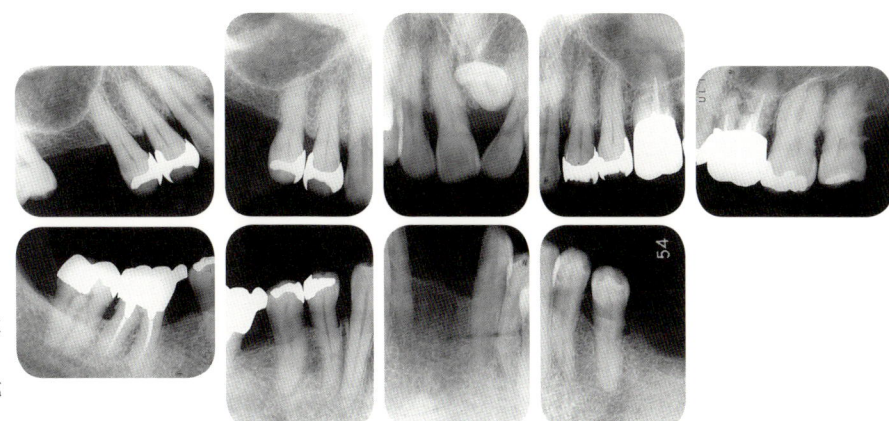

図2　再々初診時のエックス線写真（2004年8月）。前回来院時と変わらず、歯肉縁上・縁下ともに多量の歯石沈着が認められ、水平性骨吸収が著しい。

図3　再々初診時のプロービングチャート（2004年8月）。全額的に4mm以上の歯周ポケットおよびBOPが認められる。6 からは排膿がみられる。

した。しかし、患者さんに聞いたところ、ニフェジピンを服用したことはないとの答えだったため、服用中の薬は変更せずに治療を開始しました。

患者さんは、1998年に初診で来院されていますが、このときは応急処置と薬を渡しただけで来院が途絶えていました。その後、2003年にも再初診で来院されましたが、同じく治療途中で来院されなくなってしまいました。今回来院されたのを機によく話を聞いてみると、「薬を飲んだら痛みがなくなったし、歯を抜くのが怖い」とお話され、歯科治療に対する恐怖心が強いことがわかりました。そのため、通院しないといけないと十分わかっていても、仕事が忙しいことを理由に痛みがなくなると通院しなくなることの繰り返しでした。

そこで、今回は十分にコミュニケーションをとったうえで、抜歯せずに治療するには、どうしても患者さんの協力が必要なことを説明しました。その結果、はじめは治療に非協力的だった患者さんも、歯周基本治療を行うことに同意してくれました。そのうえで資料として、エックス線写真撮影とプロービング検査を行いました（図2、3）。

※ 高血圧とは、最高血圧160mmHg以上あるいは最低血圧95mmHg以上の場合をいいます。高血圧には、原因がわからない「本能性高血圧」と体内に血圧上昇の原因となる病気がある「二次性高血圧」の2種類があり、35歳以下の人に発症する若年性高血圧は後者に分類されます。原因となる疾患特有の副作用をともなうことが多く、75％の患者が腎性高血圧症といわれます。

Part 1 インスツルメンテーションに関する悩み

再評時の口腔内

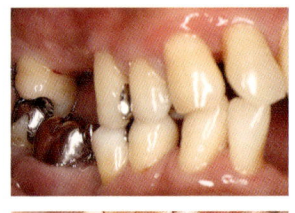

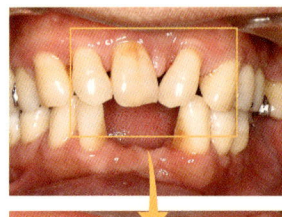

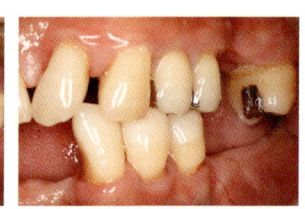

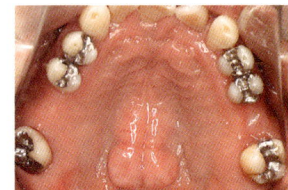

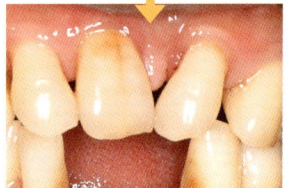

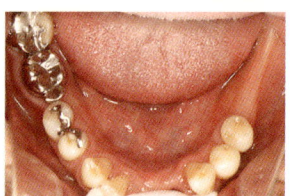

図4 再評価時の口腔内写真（2005年7月）。初診時の口腔内写真に比べ、全体的に歯肉が引き締まり、思った以上の成果が出た。しかし、1│2 の歯間乳頭部には依然線維性に増殖した歯肉が残る。

図5 再評価時のプロービングチャート（2005年7月）。初診時に比べ、プロービング値は減少しているが、歯周ポケットが残っている部位にプロービング時の出血（BOP）が認められる。

2 歯周基本治療

　生活習慣が不規則でプラークコントロールが悪かったため、相談したうえで生活習慣を見直していただき、1日2回必ず5分以上磨くように約束しました。また、普段は電動歯ブラシでブラッシングすることが多いということで、TBI 時には最初電動歯ブラシを使いました。しかし、隣接・最後臼歯遠心に磨き残しが多く、電動歯ブラシの振動により、毛先が当たる感覚がつかみづらいようすだったため、手用歯ブラシに変えてつっこみ磨き法を指導しました。特に、隣接面や歯肉増殖が著明な口蓋側や舌側にプラークがたまりやすかったため、歯肉のマッサージをしながら磨くことを意識していただきました。

　すると、日に日に患者さんの意識は向上し、プラークの量や歯肉の炎症なども減少していきました。患者さん自身も口腔内の変化を感じ、「変わってきた」とうれしそうにおっしゃるようになりました。歯肉の炎症が落ち着いたところでスケーリングをし、その後、6ブロックに分けスケーリング・ルートプレーニング（SRP）を行いました。その際、患者さんはこれまでに1度も歯石を取ったことがなく、根面を覆うように大量の歯石が沈着しており、さらに恐怖心が強かったため、麻酔下にて操作しました。

　│6 は、根管治療後 SRP を行いましたが、腫れがひかず洗浄を繰り返し行っても予後が悪い

外科処置

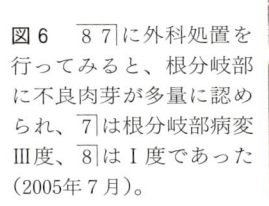

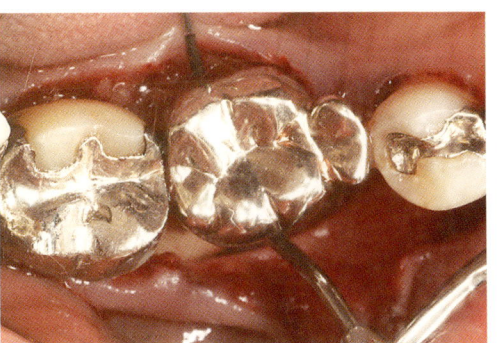

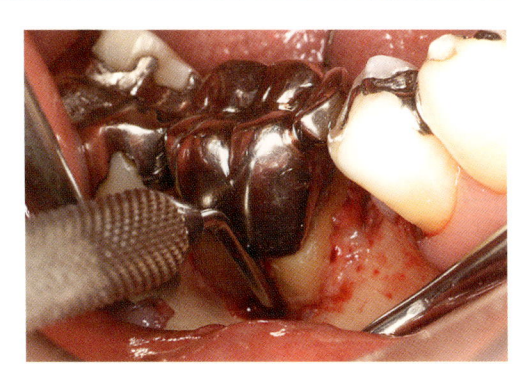

図6 8̄7̄に外科処置を行ってみると、根分岐部に不良肉芽が多量に認められ、7̄は根分岐部病変Ⅲ度、8̄はⅠ度であった（2005年7月）。

状態でした。患者さんも「ここまでやってだめなら仕方ない」と同意してくれたことから、抜歯となりました。さらに、8̄にもう蝕があり清掃も困難なため、抜歯となりました。その後の来院時には、「定年まであと5年、とりあえず人前で話ができる状態にしておきたい」とお話され、新たにがんばろうという意欲が感じられました。

ところが、その後2度キャンセルが続き、気が抜けてしまったのか5ヵ月間来院が途絶えてしまいました。6ヵ月めに再初診で来院された際にうかがうと、仕事が忙しかったそうでご本人に来院の意志はあったようです。そこで、あらためて「ここからスタートという気持ちで前向きにがんばりましょう」とお話しました。

このとき、7̄頬側から排膿（＋）、歯肉腫脹（＋）の状態でした。プロービング値は、近心・頬側ともに8mmと深くなって

おり、歯周ポケット内には、プラークが溜まっていました。そのため、SRP後も歯周ポケット内洗浄を繰り返し行ったところ、一時的に排膿が止まり歯肉の腫脹も軽減しました。しかし、再評価1週間前に8̄7̄の腫脹により急患で来院され、切開しました。

❸再評価

再評価時、全体的にいびつに増殖していた歯肉の炎症はおさまり、引き締まったのがわかります。一方で部分的に残った歯肉増殖部位は、歯周ポケットとなりプラークが残る場所になってしまいました。図4を見てもわかるように、特に1̄|2̄の歯間乳頭は、発赤はなくなったものの線維性の強い歯肉が残ってしまっています。また、5̄〜3̄|1̄|2̄|7̄ 8̄7̄|4̄5̄には依然4mm以上の歯周ポケットが存在し（図5）、|4̄5̄ 7̄|8̄|4̄5̄には歯肉縁下歯石が残っていたため

再SRPを行いました。

さらに、8̄7̄は歯肉縁下う蝕が大きかったことに加え、根が近接しており、再SRPを行っても十分に歯石が除去されているか不安がありました。また、何度も排膿を繰り返していたことから、外科処置をすることになりました（図6）。

外科処置時、7̄は根分岐部病変Ⅲ度、排膿（＋）、動揺度Ⅱ、8̄は根分岐部病変Ⅰ度、排膿（−）、動揺度1でした。なお|4̄5̄については、垂直性骨吸収と歯肉増殖による歯周ポケットがみられました。そこで、歯周外科治療（再生療法）をすすめたところ、「痛みがない現在はやりたくない」とおっしゃったため経過観察することになりました。

外科処置後、初診時に比べて全体的に歯肉も落ち着き口腔清掃しやすい環境になったため、ブラッシングテクニックも上がり、電動歯ブラシでもしっかり磨けるようになりました。一方

Part 1 インスツルメンテーションに関する悩み

メインテナンス7ヵ月めの口腔内

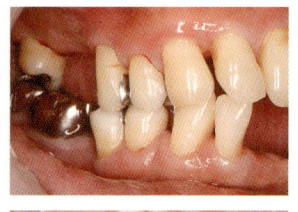

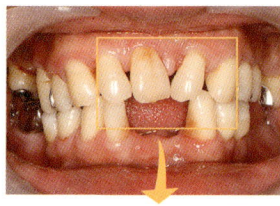

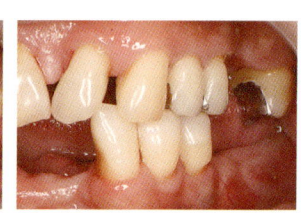

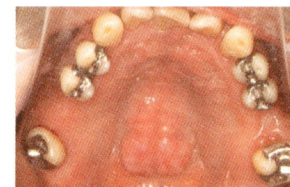

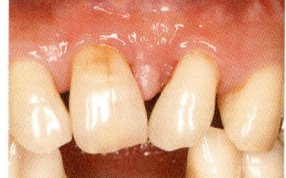

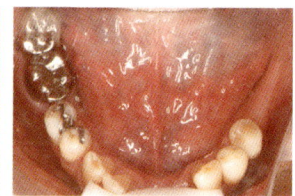

図7 メインテナンス7ヵ月めの口腔内写真（2006年2月）。プラークコントロールは安定し、歯肉の状態も維持されている。外科処置後の 8 7| も安定している。

図8 メインテナンス7ヵ月めのプロービングチャート（2006年2月）。再SRP・外科処置後、歯周ポケットは依然残るものの安定している。

で歯間空隙も目立つようになり、患者さんから「歯と歯の間が磨きづらい」と要望がありました。そこで、歯間ブラシ（S）を指導し使用していただくことにしました。

4 メインテナンス

再評価後歯肉が安定するまでは、1ヵ月に1度、歯周ポケット内洗浄、プラークコントロールの安定を目的としたPMTCを行い、その後、2～3ヵ月ごとのメインテナンスを行っています。7ヵ月めには、プラークコントロールも安定し、歯肉の状態も維持できていました。また、外科処置後の 8 7| も安定しています（図7、8）。

なお、メインテナンスに入って1年後、再度薬の変更がないか確認すると、アダラートCR®を服用していることが確認できました。ここであらためて薬に関する書籍で調べたところ、アダラートCR®はニフェジピンの商品名であることがわかりました。つまり、実は初診時からこのアダラートCR®を使われていたのです。

ブラッシングは、基本的に手用歯ブラシと歯間ブラシ（S）、仕事場では、電動歯ブラシと歯間ブラシ（S）を使って1日2回（朝食後・就寝前）磨いています。昼間は、仕事の関係上歯磨きは難しいため、ブクブクうがいを実践していただいています。

現在は、口腔内写真からもわかるとおり、依然 1|2 の歯間乳頭が増殖した状態であるものの、全体的にプラークコント

40

歯肉増殖をどのように管理したらいいの？

メインテナンス1年3ヵ月めの口腔内

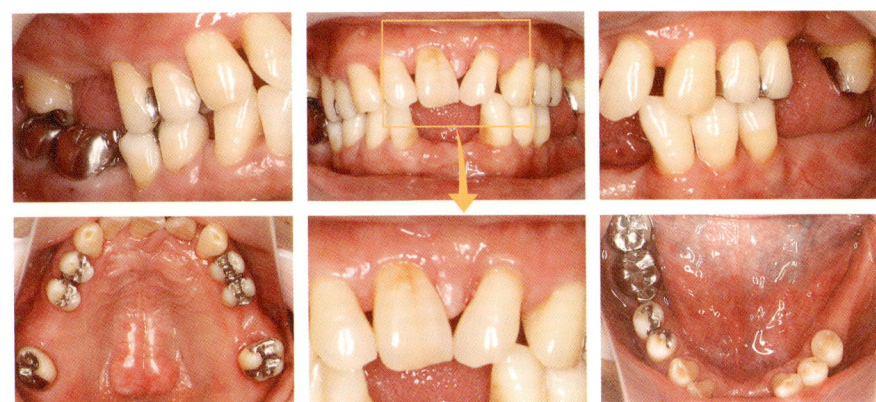

図9　メインテナンス1年3ヵ月めの口腔内写真(2006年10月)。歯肉の状態は安定しており、以前より引き締まったように感じられる。しかし、依然 1|, |2 の歯間乳頭は、増殖した状態である。

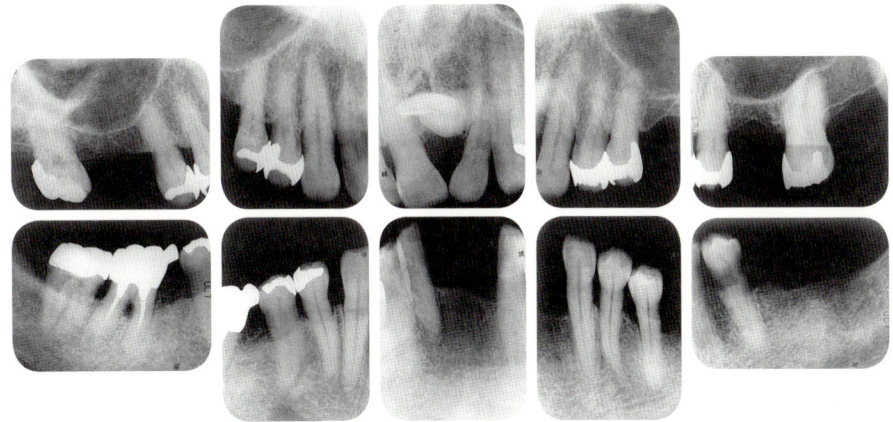

図10　メインテナンス1年3ヵ月めのエックス線写真(2006年10月)。骨の状態も安定している。

ロールも口腔内の状態も安定し、歯肉も以前より引き締まったように感じられます(図9)。また、エックス線写真(図10)やプロービングチャート(次ページ図11)をみても 4|1|, |2 7|, |4 5 に4mm以上の歯周ポケットが残ってはいますが、今の状態をキープされており、口腔内への関心も高まっているようです。

以前は、「もう痛いのは嫌だ」とおっしゃっていましたが、今では、初診時とは比べものにならないほどモチベーションが上がり「歯医者にたまに来ないと心配だ」と、ご自身で希望されて来院されるようになりました。仕事が忙しい時期になると今でも少しプラークが目立つときがありますが、定期的にいらしてくださっています。

＊　＊　＊

このような経過をたどり、現在もメインテナンスを行っています。しかし、まだ数ヵ所歯周ポケットが残っており、今後どう対処するか悩みました。そこで、あらためて問題点・疑問点を挙げ、それについて私なりに考えてみました。

41

Part 1 インスツルメンテーションに関する悩み

メインテナンス1年3ヵ月めのプロービングチャート

図11 メインテナンス1年3ヵ月めのプロービングチャート（2006年10月）。プロービング値も安定している。

悩みに対して私がしたこと・考えたこと

1 歯間乳頭の増殖について

1|2歯間乳頭の増殖により、歯周ポケットが1近心5mm、2近心4mmとなり、プラークコントロールは悪くないものの、歯肉縁下にプラークが入り込んでいます。そこで解決策として、1つには著しい骨吸収がないため歯周外科処置はせず、歯肉切除を行うことが望ましいと考えました。

しかし、患者さん自身は歯肉の腫れがそれほど気にならないとのことから、結果的にこのままの状態でプラークコントロールを継続していく方法を選択しました。つまり、プラークコントロールを安定させ、現状維持することで、年月が経てばまた歯肉の形態が変わり引き締まるのではないかと考えたのです。

そこで、毎回つっこみ磨き法の指導とデブライドメントを行っていました。しかし、それだけでは歯肉縁下に入り込んだプラークを取ることができなかったため、さらに、歯ブラシを縦にして毛先を歯肉に入れ込むように意識して磨くことを指導しました。

患者さんからは前向きにがんばろうという意欲が感じられ、若干歯肉縁下にプラークは残るものの、定期的にメインテナンスに来院されました。しかし、歯肉の形態には変化がみられないため、疑問に思い院長に相談したところ、もう1つの仮説が出てきました。

それは、もともと上唇小帯が発達し高位付着していたのではないかというものでした。このアドバイスを受け口蓋側をみると、縦に線維性の太く発達した歯肉がみられ、口唇まで続いていました。つまり、歯周ポケットは、降圧剤による歯肉増殖が原因ではなかったのです。そのため、今後ブラッシングで改善していくのは難しいため、切除するかどうかは、患者さんとよく話し合い決めていこうと思います。

また課題として、プラークコントロールを上げるため、ブラッシング内容を見直し、清掃補助用具についても糸ようじを取り入れたり、歯間ブラシのサイズを確認し、再度使い方を指導してアプローチしていこうと思います。

2 生活習慣のアドバイスについて

歯周病は生活習慣病といわれていますが、今回の患者さんは、若い頃に若年性高血圧症と診断され、現在も高血圧の症状をお持ちです。さらに、仕事上生活習慣が不規則で食事や歯磨きの時間などが毎回違うという問題点も抱えています。こうした状況において、どのようなアドバイスをすればよいのでしょうか。

私は、生活習慣だけでなく既往歴も把握したうえでもっと充実したアドバイスをしたいと思い、仕事の勤務体制や食事、ブラッシング習慣についても聞いてみました。すると、日中だけでなく夜勤もあることや、食事時間や歯磨きについてもばらばらであることがわかりました。具体的には、**表1**のような状態でした。

表1　患者さんの食生活とブラッシング習慣

> 朝：家で食べて食後に歯磨き
> 昼：外周りが多く外食のため、歯磨きができずうがいのみ
> 夜：普段は家で食事し就寝前に磨く、夜勤時は食事の時間がばらばらで時間がないため、電動歯ブラシを使って磨くときと磨けないときがある

　これらの情報から気になったのは、昼と夜の過ごし方です。**昼は、外で磨くことに抵抗があるようだったため、妥協策としてブクブクうがいをしたり、会社に戻った際に磨くようにお話しました。**また夜勤のときには、疲れていると思うのですが、**睡眠時は自浄作用が低下するため、せめて就寝前だけは、必ず磨くように指導しました。**

　また、お酒が好きで、飲むときはかなりの量を飲むとのことでしたが、高血圧や高脂血症の方の場合、アルコールの摂取量や糖分、脂質、塩分などの取り過ぎには注意が必要です。調べてみると、特に動脈硬化になりやすいため、生活習慣の見直しや適度な運動が大切なことがわかりました[1]。

　そこでこれらをふまえ、**食生活や既往歴などにも十分に目を向け患者さんが受け入れやすいアドバイスをしていきたいと思っています。**

3 薬が及ぼす影響について

　薬については、私自身の知識不足もあり、実は治療当初から降圧剤のアダラートCR®（ニフェジピン）を服用していることを確認できていませんでした。そのため、アダラートCR®服用中のまま治療を行いましたが、歯肉の反応は良く、一部増殖は残るもののメインテナンスで管理できる状態にまで変わりました。

　そうなると、いろいろな疑問がわいてきます。1つは、副作用のある薬を服用していても、歯肉の増殖はある程度改善されるのでしょうか？

　もう1つは、薬を変えることで現在残っている増殖した歯肉は改善されるのでしょうか？　また、このまま服用していると再発するのでしょうか？　今後どのようなことに注意し、メインテナンスをしていけば良いのでしょうか？

　結果をもとに考えてみました。まず歯肉が増殖した原因として、降圧剤が大きくかかわっていると思います。さらに、もともとプラークコントロール不良により、歯肉が炎症を起こし抵抗力が低下しているところに、歯肉増殖の副作用のある薬を服用したため、それが引き金になり増殖したのではないかと考えます。

　そのため、細菌をコントロールすることで改善され、現在歯肉増殖した部位が残っているものの、全体的には安定しているのではないでしょうか。とはいえ、まだ増殖した歯肉が残っていることから、今後もアダラートCR®を服用していけば、再発するリスクは大きいでしょう。しかし**現状を理解したうえで、2～3ヵ月に1度定期的にバイオフィルムを除去し、セルフケアを徹底していくことで回避することができるのではないかと思います。**そして、今後歯肉の増殖が繰り返されるようであれば、薬の変更を依頼することも考えていく必要があると思います。

4 歯肉増殖による歯肉の線維化について

　喫煙者の場合、歯肉局所の末梢微小循環機能の低下が生じるとともに、好中球やマクロファージの機能低下により、辺縁歯肉が線維化するといわれています。薬によって線維化する場合も同じことが起きているのでしょうか？

　調べた結果、くわしくはわからなかったのですが、私の考えでは、歯周炎が慢性的に続いたことで生体の防御反応により歯肉が線維化したのではないかと思います。そのため、薬を変更しても歯肉が変化するには、時間がかかるのではないでしょうか。そこで、**プラークコントロールの徹底と、ブラッシングによる歯肉のマッサージを意識することで、線維化した歯肉が弾力性のある歯肉に変化する効果が得られるのはないかと思います。**

Part 1 インスツルメンテーションに関する悩み

今後の課題

今回、降圧剤により歯肉増殖した患者さんを担当し、手探りの状態でしたが、私にとってさまざまな勉強になりました。特に、歯科の知識をふまえ、全身疾患や薬の知識を学び、適切な対応を身につけていかなくてはいけないと、あらためて強く感じました。

そして、今後は自分の技術を向上させ患者さんとのコミュニケーションを大切にし、より多くの患者さんの手助けができるように、日々精進していきたいと思います。

患者さんを引き継いで / 矢口優子

本欄は、月刊『歯科衛生士』掲載以降に新たに執筆した内容です。

現在メインテナンス移行時より約4年半が経過しています。前任者の退職にともない、2009年5月より引き継いで担当させていただいています。

患者さんの生活環境は以前と変わらず仕事が不規則で、忙しいことを理由に2007年4月より1年以上来院されていない時期もあったようです。現在は3ヵ月に1度来院されていますが、歯間ブラシの使用が定着しておらず、隣接面のプラークコントロールが安定していません。現時点での著明な歯肉増殖は認められませんが、再発の可能性も含め再度指導を行っています（図12）。

服用中の薬は以前とお変わりなくアダラートCR®、メバロチン®の2種類ですが、1年ほど前より糖尿病を患い食事療法を行っていらっしゃいます。幸いプロービング値等に大きな変化はありませんが、糖尿病の罹患にともなう歯周病の進行を注意深く管理していくことが、今後の課題であると考えます。

歯周治療をとおして患者さんと長くかかわっていく中で、生活環境や全身状態などさまざまな変化があります。その変化に歯科衛生士として柔軟に対応し、個々に合わせたサポートを行っていけるよう知識・技術を磨いていくとともに、患者さんとより良い信頼関係を築いていけるよう精進していきたいです。

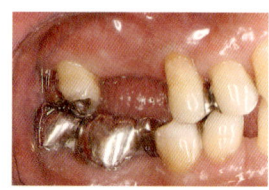

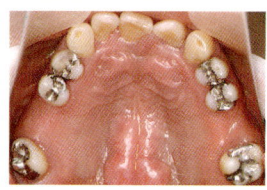

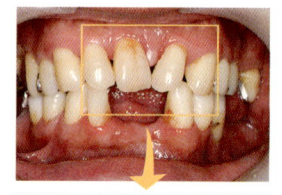

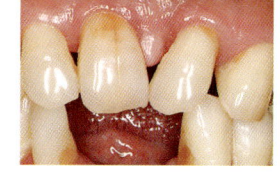

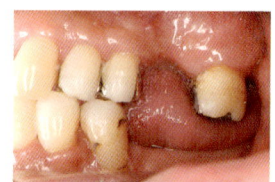

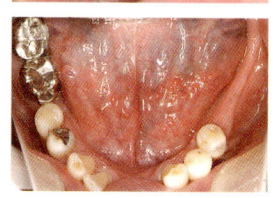

図12 最新メインテナンス時の口腔内（2009年11月）。著明な歯肉増殖は認められないが、隣接面のプラークコントロールが定着していないため、再発の可能性も含め再度指導を行っている。

参考文献
1. 安藤幸夫．病院の検査がわかる検査の手引き．東京：小学館，2001．

CASE 5

私の悩みを聞いてください！

侵襲性歯周炎の対応に自信がないんです！

小川貴子、西野理恵／うずら歯科医院

【アドバイス】
石原美樹／フリーランス

　歯科衛生士になり12年になる私は、現在岐阜県のうずら歯科医院に勤務しています。当院は、2000年から歯周病の治療を歯科衛生士担当制で行っています。治療の流れができつつあり、メインテナンスに移行する患者さんもだんだんと増えています。そのような中、私は歯周病のメインテナンスにおける悩みを持つようになりました。それは、侵襲性歯周炎広汎型の対応についてです。ある症例をとおして、私の悩みとそれに対する解決策について考えてみたいと思います。

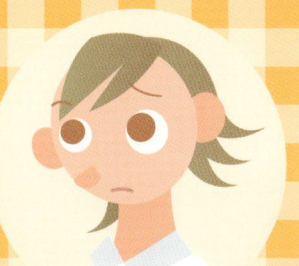

Part 1 インスツルメンテーションに関する悩み

初診時データ

- 患　者：37歳・女性
- 初診日：2004年4月
- 職　業：専業主婦
- 主　訴：下顎左右臼歯部の痛み
- 口腔内所見：1｣（頬側から遠心）、｢1（遠心）より排膿あり。深い歯周ポケット多数、プロービング時すべての部位からの出血。口臭あり
- エックス線写真所見：6｣6 7 6｣6 7 に垂直性の骨吸収
- 既往歴：全身疾患なし
- 喫　煙：なし
- 食生活習慣：間食なし、缶ビール1本
- ブラッシング習慣：1日2回、起床時・就寝前に2、3分ほど。毎回出血あり

初診時の口腔内

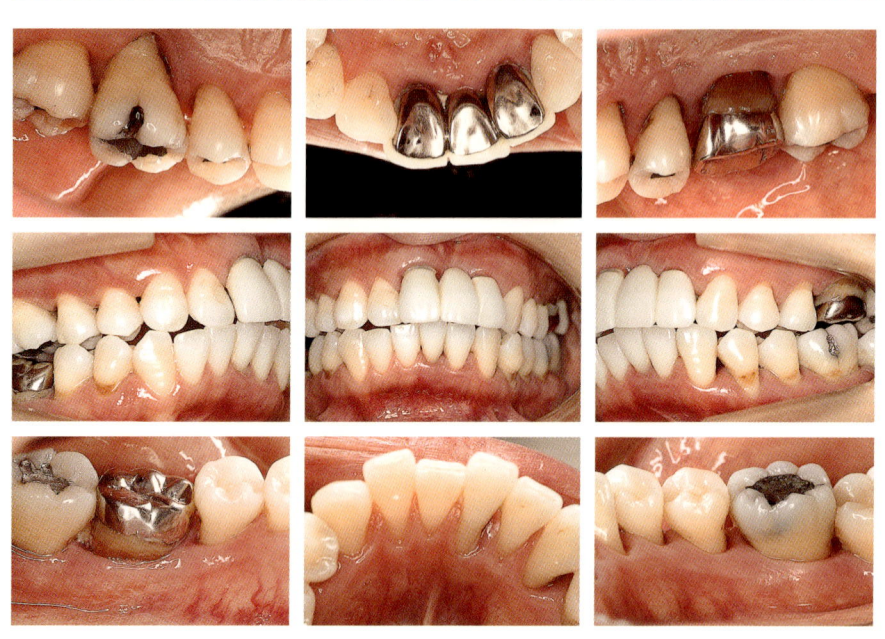

図1　初診時の口腔内写真（2004年5月）。1｣｢1には排膿がみられる。臼歯部にはかなり多くの歯石が認められ、口臭もある。ブラッシングはある程度できている。

私の悩み〜侵襲性歯周炎への対応について〜

1 初診時

患者さんは、下顎左右臼歯部が痛むということを主訴に、2004年4月に来院された37歳の女性です。全身疾患はなく、喫煙もされていません。ブラッシングは、毎日起床時と就寝前に2、3分かけて行い、使用されている歯ブラシは手用で普通の硬さのものです。ただ、毎回ブラッシング時には出血があったそうです。補助用具は使用されていませんでした。

初診時の口腔内は、1｣の頬側から遠心にかけて、また｢1の遠心あたりから遊離プラークのような排膿がみられました（図1）。口臭はずいぶんと前から感じていたとのことでした。主訴である下顎左右臼歯部は、半

46

侵襲性歯周炎の対応に自信がないんです！

初診時のエックス線写真＆プロービングチャート

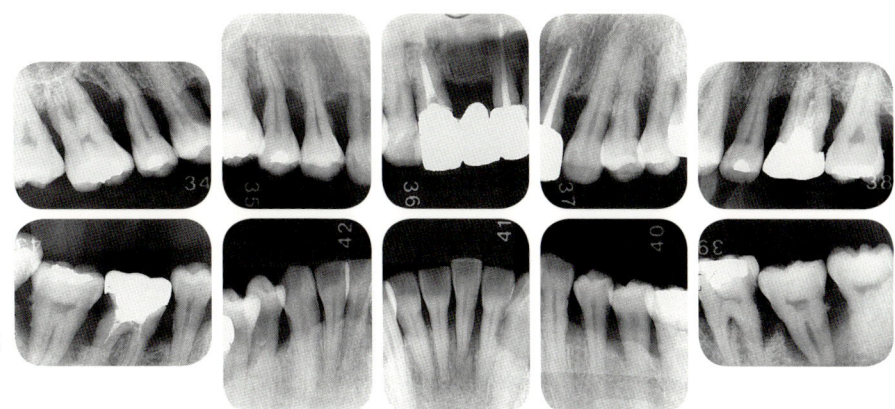

図2 初診時のエックス線写真（2004年5月）。口腔内所見に比べ、かなりの骨吸収がみられる。

図3 初診時のプロービングチャート（2004年5月）。すべての部位からBOPが認められる。6 7 7 は特に動揺度が大きい。

年ぐらい前から噛むと痛みがあったそうです。電気歯髄検査では陽性だったこともあり、まずは洗浄してようすをみていくことにしました。

エックス線写真からは、6 6 7 6 6 7 に垂直性の骨吸収が確認できます（図2）。また6 7 7には2度の動揺もみられました。プロービング検査（図3）では、すべての部位に出血（BOP）がみられ、深い歯周ポケットも多数ありました。そしてこれらのことから、侵襲性歯周炎広汎型と診断されました。

2 歯周基本治療

検査・診査後、歯周基本治療に移行し、まずTBIを行いました。その際、隣接面や臼歯部のプラークコントロールを強化していくことが大切だと思い、隣接面にしっかりと毛先が当たるようにつっこみ磨きをアドバイスしました。

スケーリング・ルートプレーニング（SRP）は、6ブロックに分けて行っていきましたが、歯肉縁下の歯石が硬く思うように除去することができませんでした。そのため、取り残しが多くあるのではないかと不安に感じていました。また、患者さんはそれまで補助用具を使用していませんでしたが、SRPを行っていく中で、歯間ブラシを併用してもらった方がよいのではないかと思い、Sサイズの歯間ブラシをすすめたところ、受け入れてくださいました。

47

Part 1 インスツルメンテーションに関する悩み

再評価時の口腔内

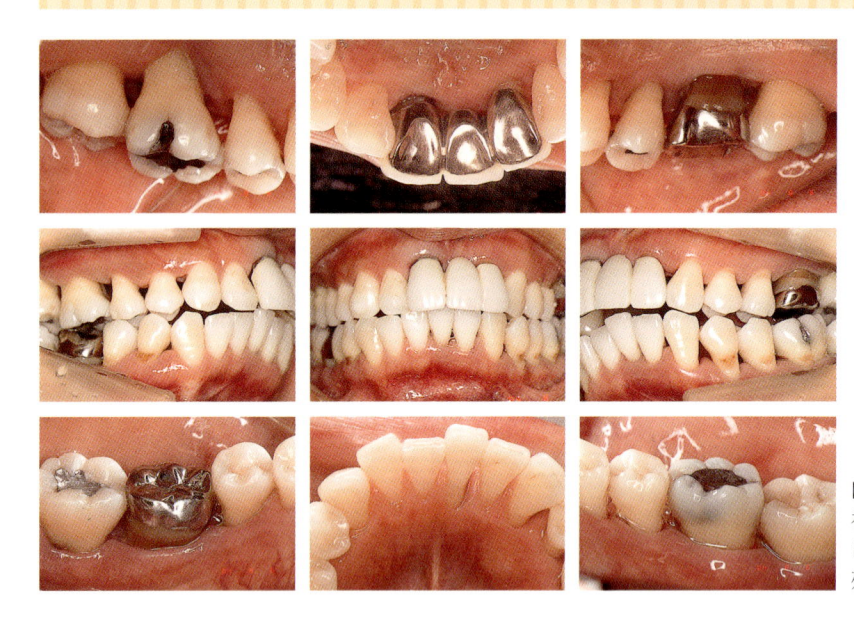

図4 再評価時の口腔内写真（2004年8月）。初診時にみられた排膿や遊離プラーク、口臭はなくなっているが、臼歯部には歯石の取り残しが認められる。

図5 再評価時のプロービングチャート（2004年8月）。臼歯部にはBOPが多く残る。プロービング時に歯石の取り残しが感じられた。

③再評価

図4は、2004年8月の再評価時の口腔内です。初診時にみられた排膿や遊離プラークは、なくなっているようでした。また、口臭も気にならなくなりました。ブラッシング時の出血がなくなったことで、患者さん自身も変化があったことに気づかれたようです。ただし、1の頬側の歯肉を見ると、あまり変化がないようにも感じます。またプロービングチャートから、多くの歯周ポケットが残っていることもわかり（図5）、6┃6近心には歯石の取り残しが推測されました。

さらに、このときになってプラークコントロールが上手にできていないことにも気づきました。7┃7においては、動揺があり患者さん自身も噛むときに痛みを感じていたため、保存が難しいと判断し、再評価後に抜歯しています。その後う蝕治療を終え、臼歯部を中心に歯石の取り残しやざらつきが気になったところに、再度SRPを行っていきました。

④メインテナンス

図6〜8は、初診日から約1年後のメインテナンス直前、50ページ図9、10は、メインテナンス移行後4ヵ月の状態です。

侵襲性歯周炎の対応に自信がないんです！

初診から約1年後の口腔内

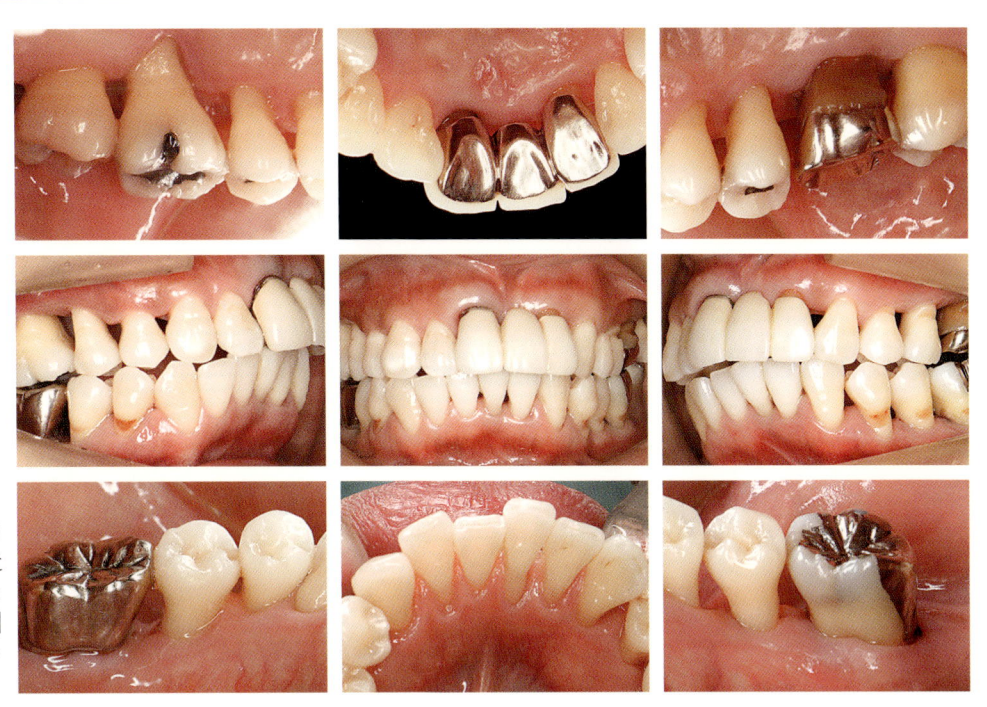

図6 初診から約1年後の口腔内写真（2005年4月）。6｜近心には赤みが残り、歯石もまだ残っていると思われる。1｜補綴物の不適合がわかるようになってきている。

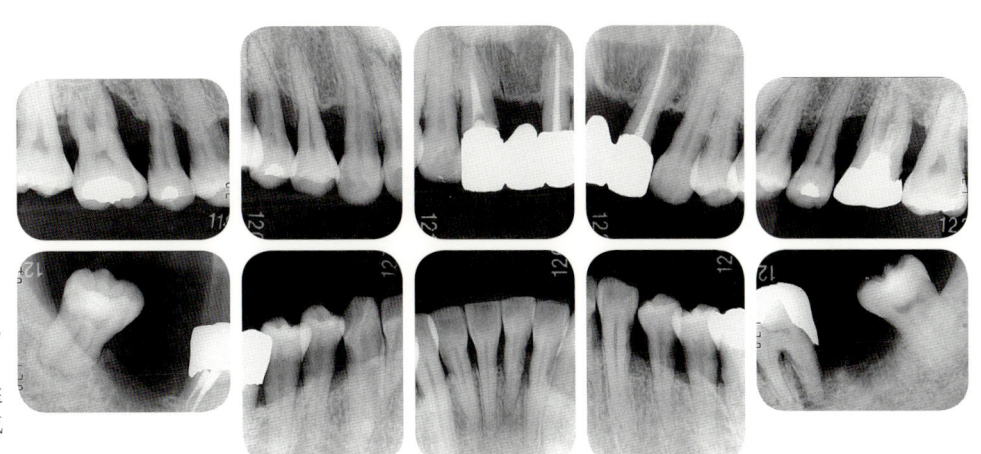

図7 初診から約1年後のエックス線写真（2005年4月）。6｜近心・遠心の骨吸収、｜6遠心根・根尖部の骨透過像が気になる。

図8 初診から約1年後のプロービングチャート（2005年4月）。隣接面にはBOP、臼歯部隣接面には歯周ポケットが残っている。

49

Part 1　インスツルメンテーションに関する悩み

メインテナンス4ヵ月めの口腔内

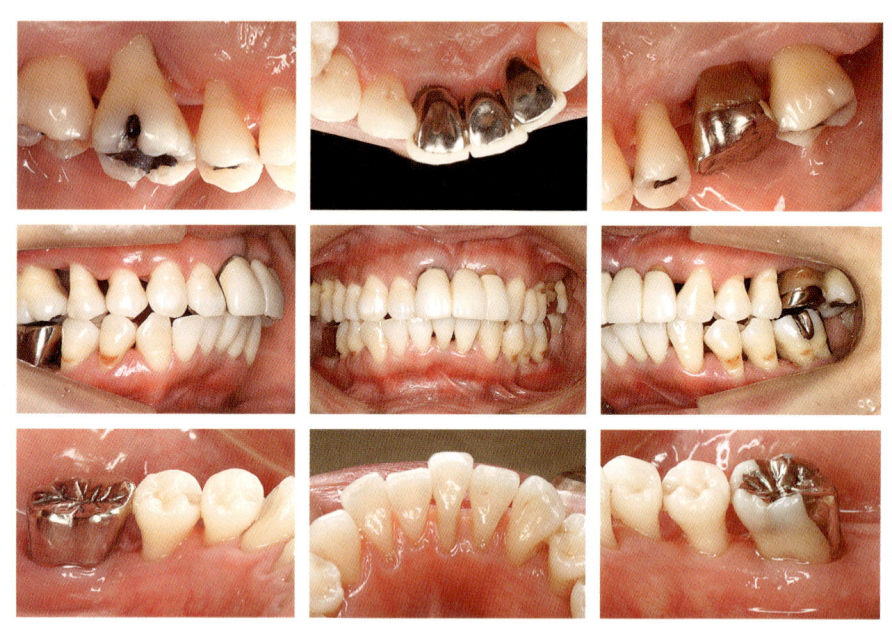

図9　メインテンナンス4ヵ月めの口腔内写真（2005年7月）。以前よりプラークコントロールは向上したが、6|には発赤が残る。

図10　メインテナンス4ヵ月めのプロービングチャート（2005年7月）。隣接面にはBOP、|6遠心部には歯周ポケットが残る。

　ブラッシング習慣は朝食後と就寝前の1日2回ですが、加えて、歯ブラシの他に歯間ブラシ、ワンタフトブラシを併用しています。

　3|1は、メインテナンスに入った後でも、ときどき腫脹することがありました。|1は、遠心に歯周ポケットが残るものの、今のところ症状が出ていないので、このままようすをみていこうと思っています。|6 5は再SRPを行った後に、知覚過敏症状が起きましたが、現在は、落ち着いています。|6の近心は垂直性の骨吸収があり、また、7 6|の間は根が近接しているため、感染が進むと一気に骨吸収が起こると予想されます。メインテナンス時には特に注意したいと思います。

　このように大きな症状がなく、また患者さんの希望でもあることから、現在まで非外科処置でメインテナンスを行っています。ただし、部位によっては早めに抜歯や外科処置をした方がよいのではないかと思われるところもあり、悩んでいます。こうした侵襲性歯周炎の患者さんに対し、このまま患者さんの希望どおり外科処置なしでメインテナンスを継続していってよいのでしょうか。

侵襲性歯周炎の対応に自信がないんです！

悩みに対して私がしたこと・考えたこと＆今後の課題

本症例の今後の対応における問題点・疑問点をまとめてみました。

① 1̲は、初診時に排膿がみられたが、現在はないものの、プロービング値には変化がない
→このままメインテナンスでみていってよいのか？

② 1̲の遠心には、初診時、動揺・排膿がみられたが、現在は、動揺・排膿はない
→このまま歯肉のアダプテーション※の発生を期待してよいのか？

③ 6̲近心の垂直性の骨吸収がひどく根尖付近まで根分岐部病変があり、さらに知覚過敏も起こっている。自分の技術に限界を感じ、感染を除去できないため、抜歯をすすめたが患者さんが許容しない
→早めに抜歯すべきか？

④ 6̲はフレミタスがあり、今後骨吸収などに発展する恐れがあるが、患者さんはオープンバイトのために臼歯部で噛んでいる
→このまま外科処置を行わず管理したいが、それでよいのか？

⑤ 6̲の遠心根は根尖性歯周炎が疑われるが電気歯髄検査では反応がある
→このまま経過観察でよいのか？

この5つについて、私自身考えてみましたが、1番の問題は「まだ歯周ポケットの改善がみられる部位があること」ではないかと行きつきました。

つまり、侵襲性歯周炎においては非外科処置だけでは対応しきれない面もありますが、まずはSRPで確実に歯石が取れるようになるとともに、患者さんのセルフケアのレベルアップを図ることが不可欠ということです。そのうえで、先に挙げた問題を考えてみると、今とは異なる考えや突破口がみえてくるのではないでしょうか。

今後同じような患者さんに出会ったときは、適切にSRPを行った後で、歯科医師の診断のもと必要であれば患者さんと一緒に外科処置や抜歯、義歯などの選択も考えたいと思います。その際は、患者さんの年齢なども鑑み、精神的なサポートができるようにがんばっていきたいです。

※炎症性細胞の湿潤により亢進したコラーゲン消失が、炎症の消退により再び増加すると、歯肉が歯面に圧接され歯周ポケットが浅くなること[4]。

先輩歯科衛生士からのアドバイス

解決するのに必要なこと
石原美樹／フリーランス

このように若くして重度の歯周炎に罹患している方を担当したならば、誰もが何らかの形で悩みを持たれることだと思います。まず問題点の①として、今回、小川さんが1番の悩みとして挙げている「まだ歯周ポケットの改善がみられる部位があること」については、本文にもあるように患者さんのセルフケアや歯科衛生士の技術力が大きく治癒を左右します。特に、歯科衛生士の技術力によっては外科処置や抜歯の対象歯が変わってくる場合もあると思います。

本症例でも、1̲はSRP後も歯肉の炎症があり、腫れを繰り返しているようですが、原因は歯肉縁下の細菌量が患者さんの抵抗力に追いついていないことではないでしょうか。単根歯ですし、感染をしっかり取り除けば、骨吸収レベルからみても十分改善すると思います。しかし、自分の技術量を超えているならば再SRPせず、外科処置を検討してもいいと思います。

SRPは、日々のトレーニングが大切であるということはいうまでもありません。しかし、どん

Part 1　インスツルメンテーションに関する悩み

　なにがんばっても技術の向上には時間がかかります。今きちんと感染を除去することが重要な場合は、外科処置も必要だと考えます。
　次に、「1のように根面には歯石の取り残しも感じず歯肉の反応もケアもよい場合、「歯肉のアダプテーションは起こるのか？」という問題点②についてですが、エックス線写真から読み取ると、根形態にフルーティングがあるようにみえます。複雑な根形態の部位の感染を取り除くことは、鍛錬された歯科衛生士でも難しいことです。このケースの場合1年経っても変化していないようなので、歯肉のアダプテーションは起こりにくいかもしれません。
　問題点③、④に挙げた6|6において正解はないと思いますが、私ならば1本1本で判断せず、患者さんの年齢も若いことから、歯科医師と相談して今後どのように口腔内全体の機能を確保していくかを考えます。そのうえで患者さんの意志も考慮し、抜歯・外科処置または他の処置を検討していきます。
　⑤の|6の問題は、近心根と遠心根とに分けて判断します。遠心根の状態の回復は難しいと思われますから、どうしたら近心根をよい状態で維持していけるかを考えます。根尖性歯周炎の疑いに対しては歯科医師の診断にしたがい、必要性が出てきたときに処置を行います。
　今回の症例をみて私が一番気になったのは、SRP後の根面の状態を正確に把握し、それをどう理解して次の処置につなげていけるかということです。これは難しいことですし、診査そのものも難しい行為ですが、今後歯科衛生士としてスキルアップしていくうえではとても大切なことです。正確な診査・訴えてくる所見・症状の結果から判断していけるよう日頃からトレーニングしていくことが、今回のたくさんの悩みをすっきりさせてくれる重要な近道ではないでしょうか。

患者さんを引き継いで／西野理恵

本欄は、月刊『歯科衛生士』掲載以降に新たに執筆した内容です。

　前任者の小川から引継ぎ、メインテナンスに入り、約4年が経過しました（図11～13）。再SRPを行い、安定している部位もありますが、6|、|6は患者さんの症状、排膿、動揺もあったため抜歯（|6は遠心頬側根のみ）しています。
　前任者が悩みとして挙げていた|1は、『先輩歯科衛生士からのアドバイス』もあり、再度浸麻下で再SRPを行った結果、歯肉の状態は安定してきました。しかし、歯肉に退縮がみられ、患者さんが審美的に気になると訴えられたので、補綴物の再製を行いました。現在、歯肉の状態は安定しています。
　また、|1の歯肉も安定しており、歯肉のアダプテーションは徐々にではありますが、起こってきているのではないかと考えます。|6は骨吸収があり、動揺度は2ですが、患者さん自身、「もうこれ以上抜きたくない」という思いがあるようで、歯間ブラシの使用を継続しており、セルフケアをがんばっていらっしゃいます。ときどき急発することもありますが、咬合調整を行いながら、このまま経過観察でようすをみていこうと思います。根面露出部の二次う蝕にも注意していきたいです。
　今後も服薬などの変化がないか情報収集し、信頼関係を築きながら、1歯でも多く維持し、口腔内だけでなく、全身の健康も保っていけるよう日々勉強しサポートしていきたいです。

侵襲性歯周炎の対応に自信がないんです！

メインテナンス4年めの口腔内

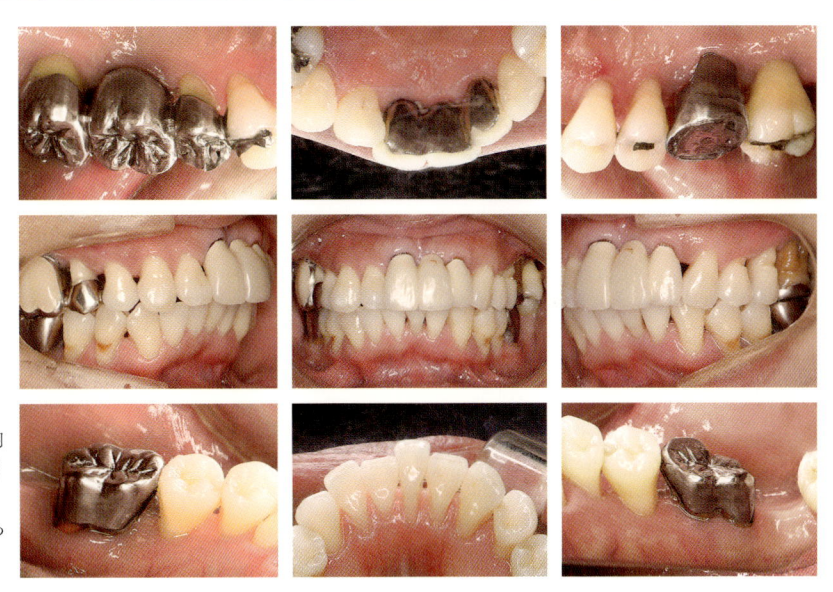

図11 メインテナンス4年め（最新）の口腔内（2009年2月）。6|6 はメインテナンス4ヵ月め（2005年7月）と比べて、歯肉退縮しており、根面露出部の二次う蝕にも注意が必要と思われる。

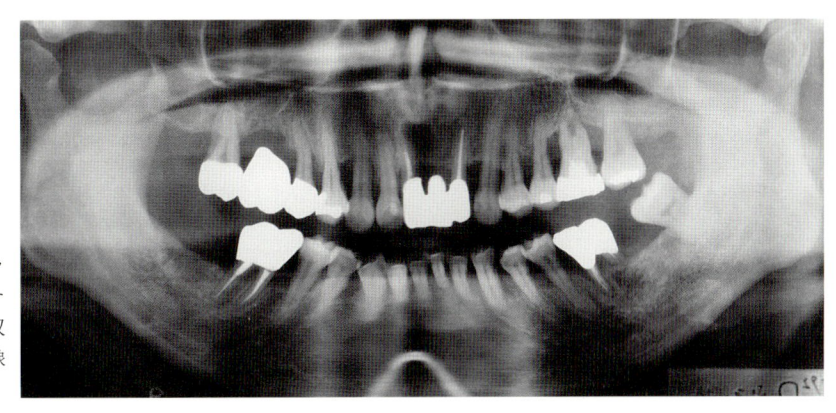

図12 メインテナンス4年め（最新）のパノラマエックス線写真（2009年2月）。メインテナンス4ヵ月め（2005年7月）と比べて、骨吸収はほとんどみられない。|6遠心根の骨透過像が少なくなっているように思われる。

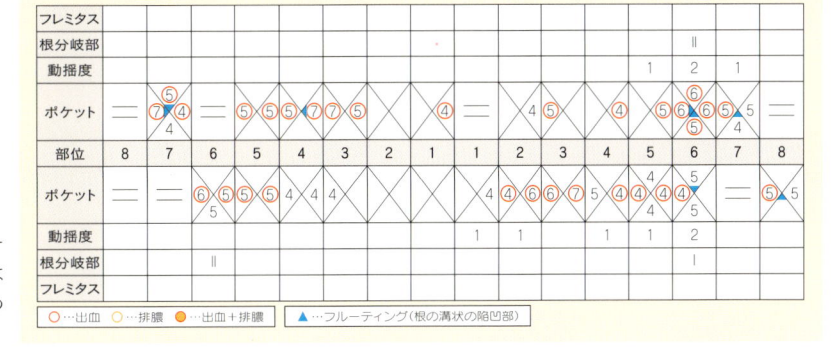

図13 メインテナンス4年め（最新）のプロービングチャート（2009年2月）。隣接面にはBOPが残る。7 4 3|6|3 には骨吸収が認められ、|6は動揺度も大きい。

参考文献

1. 月星光博, 岡 賢二. 歯周治療の科学と臨床. 東京：クインテッセンス出版, 1992.
2. 山本浩正. イラストで語るペリオのためのバイオロジー. 東京：クインテッセンス出版, 2002.
3. Egelberg J（著）, 河西千州, 原宜興, 弘岡秀明, 古市保志（訳）. J. エーゲルバーグ／Q＆A方式で知る歯周治療のEBM. 東京：クインテッセンス出版, 2003.
4. 石原美樹, et al. セルフケアに結びつく歯周初期治療を考える. 歯科衛生士 2005; 29(11): 52.

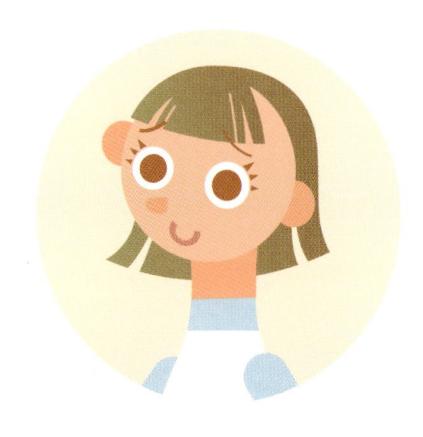

CASE 6

私の悩みを聞いてください！

リスク部位のメインテナンスがうまくいかないんです！

高山佳子／長谷川歯科医院

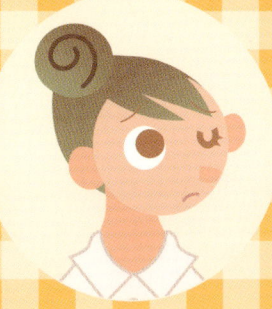

　早いもので、私が歯科衛生士になり、長谷川歯科医院で働き始めてから11年めになります。これまでに、そのときどきでさまざまな悩みがありましたが、今回は、当院とのおつき合いが今年で20年になろうとしている患者さんの症例を振り返ってみたいと思います。根分岐部病変をはじめとし、リスク部位に悩まされながらも、現在も患者さんとともに奮闘しています。これまでを振り返ることで、今後のメインテナンスに活かしていけたらと思っています。

Part 1　インスツルメンテーションに関する悩み

初診時データ

患 者：42歳・男性
初診日：1988年12月
職 業：会社員
主 訴：下顎左側の痛み
口腔内所見：全顎にわたる歯肉発赤、不適合補綴物あり
エックス線写真所見：全顎にわたり若干水平性骨吸収がみられるが、垂直性骨吸収はみられない、軽度歯周炎と診断
既往歴：なし
喫 煙：現在20本／日、初診時の本数は不明（1993年に禁煙するが、2年後に再開）
ブラッシング習慣：1日2回、歯間ブラシ、フロスも併用

私の悩み〜リスク部位のある患者さんの長期メインテナンスついて〜

❶初診〜担当歯科衛生士になるまで

　Kさんは、1988年12月に奥様の紹介で来院された当時42歳の男性です（図1〜3）。お子様もみえており、ご家族でおつき合いをさせていただいています。主訴は下顎左側の痛みで、検査後、歯周基本治療および全顎的な補綴処置を行いました。およそ2年で治療が終了し、6ヵ月ごとにメインテナンスを行っていくことになりました（図4〜6）。

　当時の担当歯科衛生士の記録によると、Kさんは真面目な方で、ブラッシングだけでなく、フロスも歯間ブラシも毎日欠かさず熱心に行ってくれていたそうです。ただ、7|7 7|7の遠心にはプラークが残ってしまうため、メインテナンス時には、TBIや根面デブライドメント、PMTCを中心に行っていたようです。

　また、Kさんは初診時ヘビースモーカーでしたが、1993年から禁煙をされています。その代替品として、アメをなめたり缶コーヒーを1日2本飲んでいたことから、根面う蝕についてお話し、やめていただくと同時に、メインテナンス時のフッ化物歯面塗布の他、セルフケアでもジェルティン（ヤングデンタル）を使っていました（58ページ図7〜9）。しかし、結局1995年には再び喫煙するようになってしまったようです。

　このようなメインテナンスを続けるうち、徐々に7 6|6 7の歯周病が進行し、根分岐部にも問題が出てきてしまいました。1995年には、|6の頬側からの水平的なプロービング値が9mmになり（58ページ図10、11）、治療終了から7年後の1997年には、|6の頬側も水平的なプロービング値が3mmとなってしまいました（58ページ図12、13）。

　そのため、Kさんにこれまでの経緯を再度ご説明し、了承を得て歯周外科処置を行うことになりました。根分岐部病変Ⅱ度であった|6に、GTRおよびボーングラフトを行いました。7|の遠心には、歯周ポケットを除去する目的でウェッジ手術を行っています（59ページ図14）。しかし、|6は当時のエックス線写真や歯冠幅から、おそらくⅢ度になっていたと予測され、院長の診断により歯周外科処置は断念しました。

　歯周外科処置後はリスクが高かったことから、メインテナンス間隔を3ヵ月に変更しました。しかし、歯周外科処置から2回めのメインテナンスを最後にKさんの来院は途絶えてしまいました。

リスク部位のメインテナンスがうまくいかないんです！

初診時の口腔内

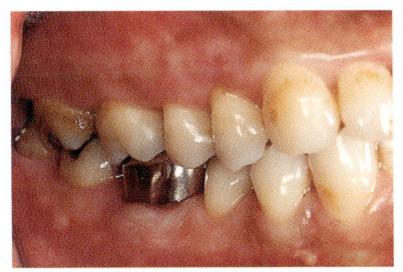

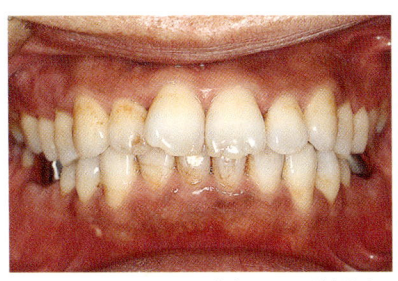

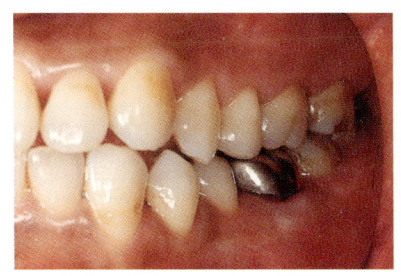

図1 一見、プラークコントロールは良好のようにみえるが、臼歯部、下顎前歯部には歯石の沈着があった（1988年12月）。

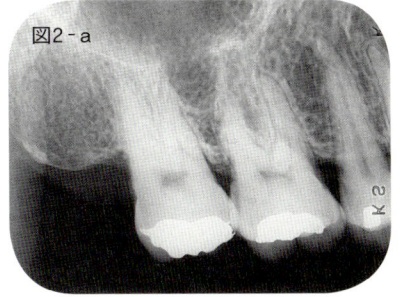

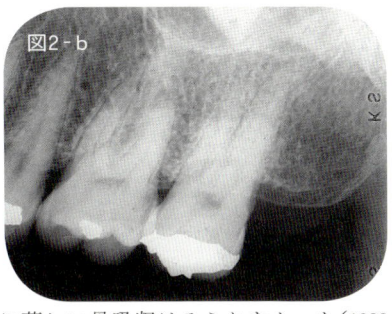

図2-a、b エックス線写真からは、全顎的に著しい骨吸収はみられなかった（1988年12月）。

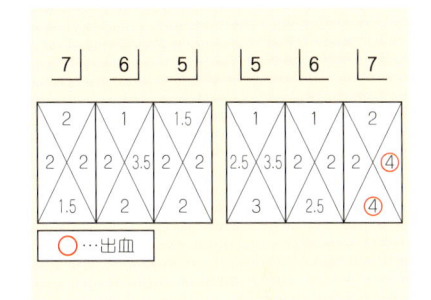

図3 ⏌7の遠心に4mmのプロービング値と出血がみられた（1988年12月）。

治療終了時の口腔内

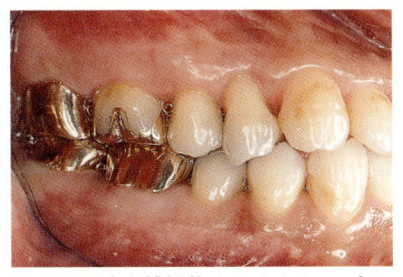

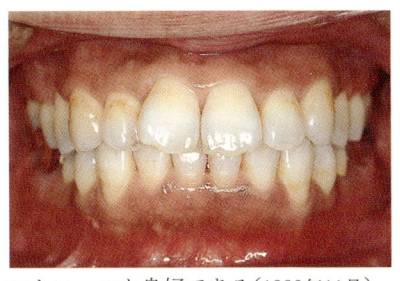

図4 不適合補綴物もなくなり、プラークコントロールも良好である（1990年11月）。

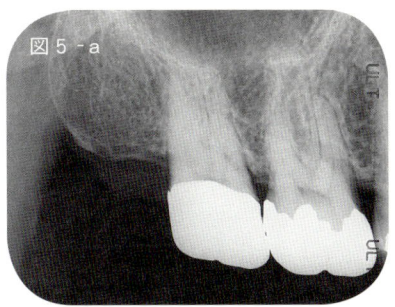

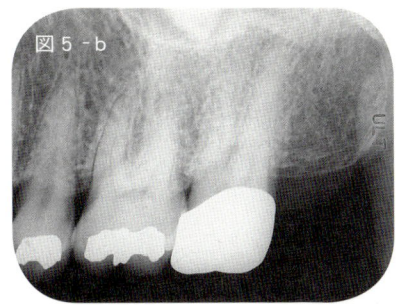

図5-a、b 初診時同様、著しい骨吸収はみられなかった（1990年11月）。

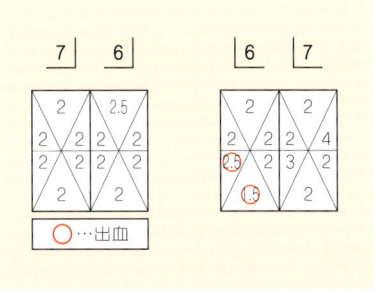

図6 出血はみられるものの、水平的にはプローブは入っていない（1990年11月）。

Part 1　インスツルメンテーションに関する悩み

メインテナンス4年めの口腔内

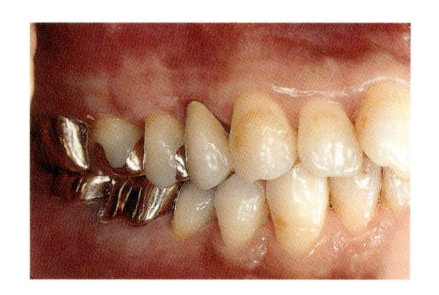

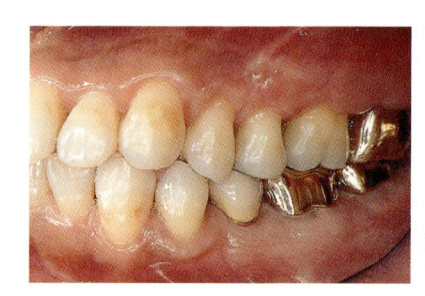

図7-a、b　6 7に歯肉退縮がみられ始めている（1993年12月）。

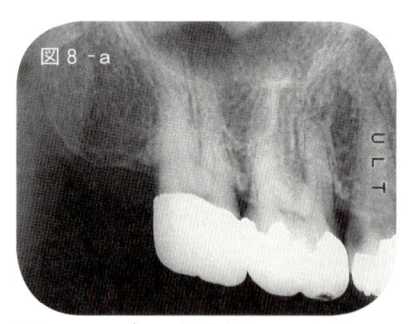

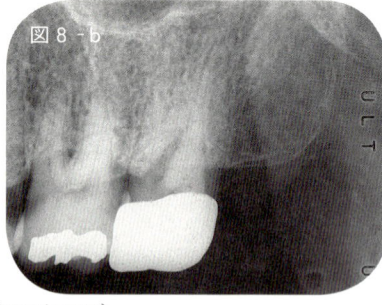

図8-a、b　6に骨吸収がみられ始めている（1993年12月）。

図9　出血、プロービング値ともに増加が認められた（1993年2月）。

メインテナンス5年めの口腔内

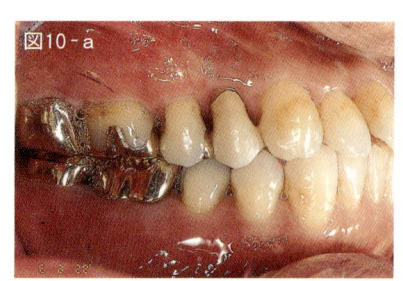

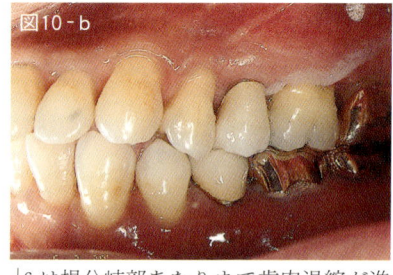

図10-a、b　オーバーブラッシングも目立ち、6は根分岐部あたりまで歯肉退縮が進行している（1995年6月）。

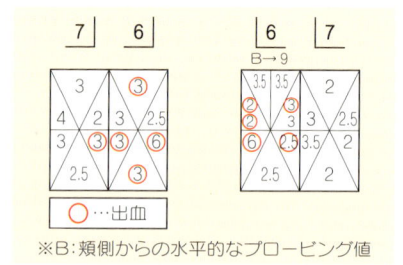

図11　6|6の近心に6mm、また6に頬側から水平的に9mmのプロービング値を確認（1995年6月）。

メインテナンス7年めの口腔内

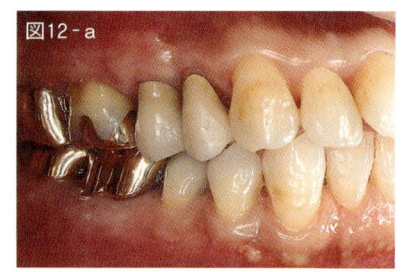

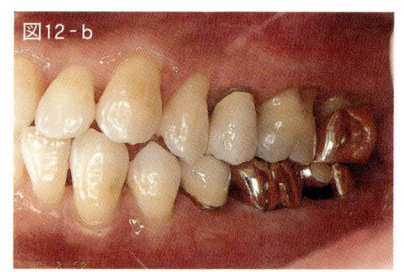

図12-a、b　さらに、歯肉退縮が進行。6は根分岐部が露出している（1997年6月）。

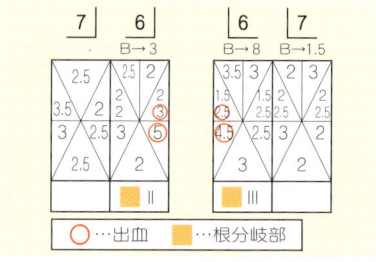

図13　いよいよ6にも水平的に3mmのプロービング値を確認（1997年5月）。

リスク部位のメインテナンスがうまくいかないんです！

7 6 根分岐部病変への対応

図14-a | 図14-b

図14-a 6|にGTRおよびボーングラフト、7|の遠心にウェッジ手術をそれぞれ行った（1997年6〜8月）。

図14-b 術後、根分岐部は歯肉で覆われた（1998年2月）。

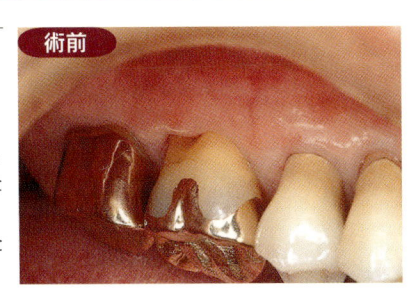

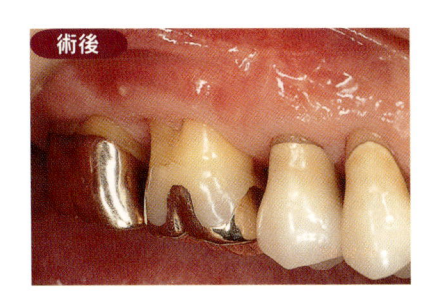

メインテナンス11年めの口腔内

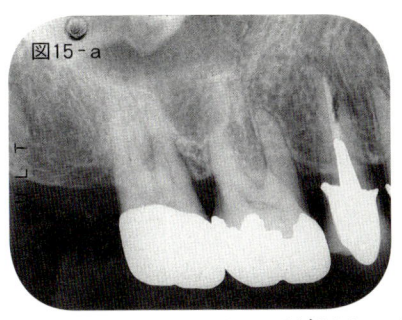

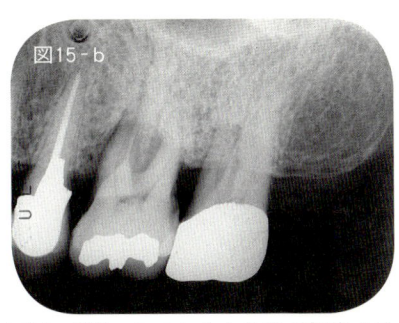

図15-a、b　メインテナンス11年めに、3年ぶりに来院。このときから私が担当させていただくこととなった（2001年8月）。全顎的に水平性骨吸収が進んでいた。また、|6には著しい骨吸収像がみられる。

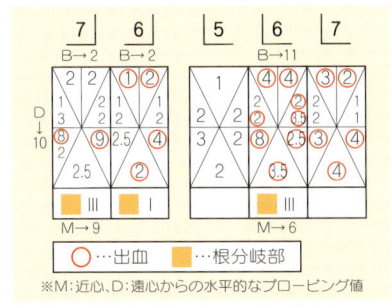

図16　7|6は頬側以外の根分岐部からもプローブが入るようになっていた（2001年8月）。

❷担当歯科衛生士になって

（1）3年ぶりの来院

　それから、3年後の2001年8月、下顎の知覚過敏を主訴に来院されました。来院が中断していたのは、お仕事が忙しかったからということでした。このときから、前任歯科衛生士から引き継いで、私がKさんを担当することになりました。歯周外科処置を行った患者さんのメインテナンスを先輩から引き継いだのはこのときが初めてで、大変緊張したのを覚えています。

　歯周外科処置後の根分岐部をはじめ、根面う蝕など気がかりなことばかりでしたが、口腔内をみると頬側にGTRを行った6|は安定しており、口蓋側に4mmのプロービング値がみられた程度でした。しかし、7|の口蓋側と|6のプロービング値は、来院の途絶えた間にかなり進行していました。ルートトランクが短いため、特に7|は頬側、近心、遠心のそれぞれから水平的に根分岐部にプローブが挿入できるほどになっていました（図15、16）。

　セルフケアについてうかがうと、歯間ブラシは使っておらず、歯ブラシとフロスのみでお手入れされていました。そこで、再度TBIから開始し、スケーリング・ルートプレーニング（SRP）を行いましたが、著しい改善はみられませんでした。なお、主訴の知覚過敏については、フッ化物歯面塗布を行って改善しましたが、歯肉退縮が目立つためブラキシズムを疑い、咬合調整が行われました。

　その後、Kさんには7 6|6 7の症状をよくご説明し、今後について相談しました。すると、抜歯はできる限りしたくないということでしたので、"こ

Part 1　インスツルメンテーションに関する悩み

リスク部位の 7̱

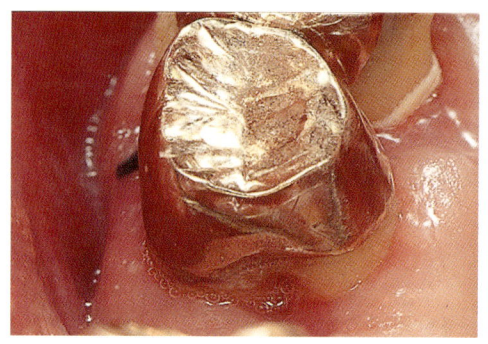

図17　ウェッジ手術を行った 7̱ の遠心は、根分岐部が見える高さまで歯肉退縮していた。また、プラークも付着している（2001年8月）。

メインテナンス13年めの口腔内

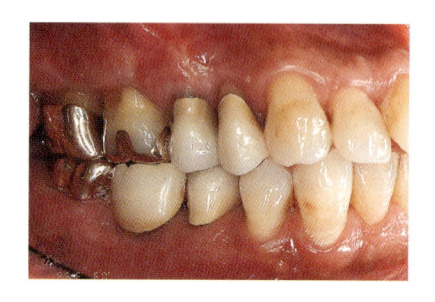

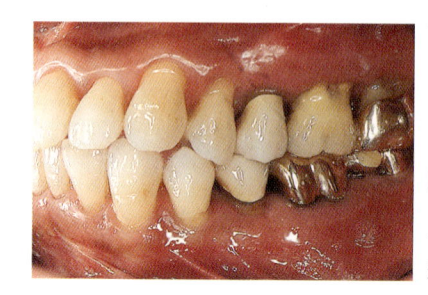

図18-a　図18-b

図18-a、b　Kさんが困難なプラークコントロールもがんばってくださっているおかげで、2001年の再初診時からは、歯肉退縮の進行や根面う蝕はみられない（2003年3月）。

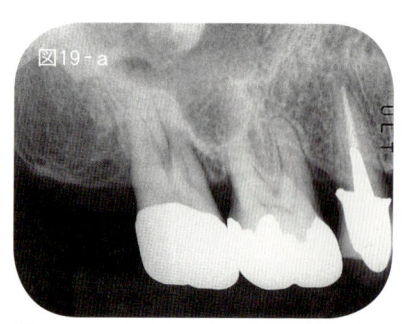

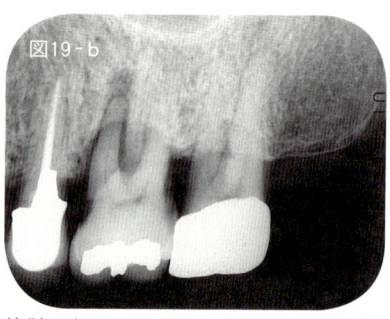

図19-a、b　6̱ 近心根に骨透過像が確認でき、抜髄を行うこととなった（2003年3月）。

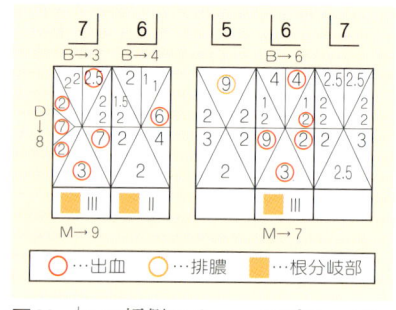

図20　5̱ の頬側に9mmのプロービング値、排膿もみられた（2003年3月）。

○…出血　○…排膿　■…根分岐部

れらの歯を使えるまで使う"ことを目標に妥協的メインテナンスを行うことになりました。

（2）二人三脚のケア

　それ以降、Kさんは定期的にメインテナンスに来院されるようになりました。私もKさんと同じ目標を持ち、1日でも長くこれらの歯を保存したいという一心で、7̱‖6̱ については、プラークコントロールの徹底に向けて、Kさんと奮闘しました。特に、7̱ 遠心は歯周外科処置によって、根分岐部が見え隠れする高さまで歯肉退縮しており、プラークコントロールは特に難しいものでした（図17）。

　そこで、根面う蝕をフォローしていく覚悟で、7̱ の遠心と近心から歯間ブラシをつっこみ、さらに歯肉を下げて根分岐部を露出させ、プラークコントロールしやすい環境を作ることを目

リスク部位のメインテナンスがうまくいかないんです！

リスク部位の推移

2003年12月

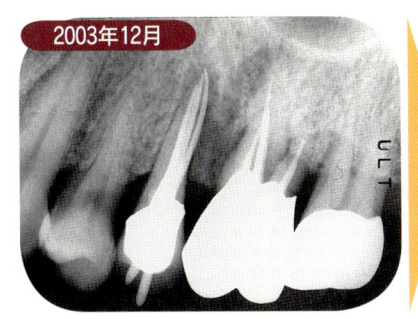

図21 |5 は、歯根破折と診断された（2003年12月）。

2004年9月

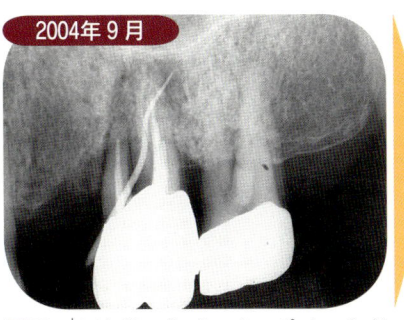

図22 |6 はガッタパーチャポイントが根尖の方まで届いており、保存不可能と診断され、抜歯（2004年9月）。

2006年8月

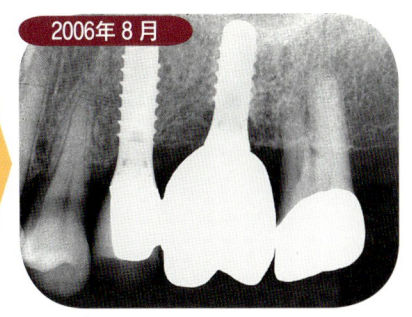

図23 |5 6 にインプラントを埋入し、経過は良好である（2006年8月）。

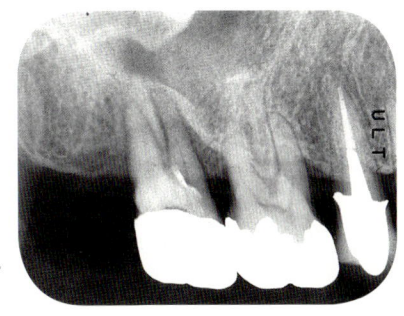

図24 |7 は根尖部まで透過像が広がっており、悪化していることがわかる。動揺もみられたため、歯周-歯内病変の可能性についてお伝えした（2005年11月）。

指しました。しかし、今考えるとセルフケアとしては難しい注文をしていたように思います。

（3）食い止められない悪化

しかし、そんな甲斐もなく、2003年の上顎左側のトラブルをきっかけに、左右同時進行でリスク部位はさらに悪化していきました。

まず3月に、エックス線写真から|6 の近心根に透過像が確認されたため、電気歯髄検査を行った結果、根管治療となり、その後はクラウンで補綴処置をしています。その後スプリントを作製しました。また、|5 にはこれまでにはみられなかった9mmのプロービング値を確認し、この時点では経過観察となりました。さらに、 7 |6 には知覚過敏症状が出て、フッ化物歯面塗布を行うようになったため、|5 の経過観察と合わせ、1ヵ月ごとに来院していただくことになりました（図18〜20）。

同年の12月、|5 は歯根破折と診断され、翌年1月抜歯となりました（図21）。そこで、4月にインプラントを埋入する計画で、埋入時期を待っていたところ、元々多少動揺のあった|6 の動揺が次第に大きくなってしまいました。|5 が欠損したため、負担がかかったのだと考えられます。|6 はすでに無髄歯のため、破折の不安もありました。

そんな中、2月には半年の予定で海外への転勤が決まり、赴任先で 7 |6 に痛みが出てしまいました。そのため、帰国後|6 は抜歯することになりました（図22）。抜歯後、|5 6 にインプラントを埋入し、現在は良好な状態です（図23）。

|7 については、エックス線写真で悪化がみられ動揺もあったため、Kさんには歯周-歯内病変の可能性をお伝えしました（図24）。しかし、抜歯も抜髄もできる限りしたくないということで、メインテナンスを続けています。

Part 1 インスツルメンテーションに関する悩み

悩みに対して私がしたこと・考えたこと

　メインテナンスを行うにあたっては、動的治療からメインテナンスへの移行時にリスクの少ない状態になっていること、また、それを維持し続けることが理想的ですが、実際にはどこかに問題を抱えながらメインテナンスに入るケースや、Kさんのようにメインテナンス中に悪化してくるケースもあります。

　リスクが高ければ高いほど、セルフケアが困難になるので、プロフェッショナルケアが重要になってくると思います。また、その際患者さんそれぞれのそのときの症状やリスクに見合ったメニューを考えて行うことが大前提であると思います。

　しかし私自身、多くの患者さんを担当させていただきながら、果たして本当に適切なメニューを過不足なく選択し、行うことができているのか自信がありません。

　Kさんの場合、私が担当になった頃には、根分岐部病変、根面う蝕、ブラキシズム、オーバーブラッシングなど、多くのリスクを抱えた状態でした。それらを考慮して私が行ってきたことは、定期的なプロービング検査、動揺度の確認、セルフケアの確認およびTBI、根面デブライドメント、PMTC、フッ化物歯面塗布、抗生物質の局所応用が主な内容です。歯科医師による咬合調整や、歯周-歯内病変の可能性のあった 7| には電気歯髄検査も行われました。しかし、注意して観察してきたつもりでしたが、悪化を避けることはできませんでした。

　メインテナンスの内容が合っていなかったのか、足りなかったのか、もしくは過剰だったのでしょうか。Kさんに限らず、私が1人の患者さんのメインテナンスで行うメニューはいつも決まったものになりがちな気がしています。臨機応変に対応していくことが、今後自分の課題であると考えています。

今後の課題

　引き続き上記の内容のメインテナンスを3ヵ月ごとに続け、7| は口蓋根のプロービング値は深いものの、急性症状も出ず、根分岐部のプラークコントロールが上達してきました。ところが、2007年8月、口蓋根周囲のプロービング値が12mmになり、特に口蓋根が著しく垂直的に動揺するようになってしまいました。いよいよ抜歯しなければならない状況です。

　しかし、これまでKさんは電車で片道1時間以上かけて通院し、セルフケアも本当にがんばってくださいました。これは、すべてリスクを把握したうえで、抜歯したくないという気持ちがあったからこその行動です。そのことを考えると、抜歯の他に残された方法はないのか、私は院長と相談し、Kさんにも了解をいただいて、抜歯の前に抜髄をして改善がみられないか治療してみることになりました。現在は、ようすをみているところで、少しでも長くこの歯を保存できるように、改善してくることを願っています（図25〜27）。

　歯科衛生士にとって、患者さんと協力してメインテナンスを行ってきた歯や歯周組織が悪化していくのをみるのは大変悲しいことですが、特に妥協的メインテナンスともなれば、**何かの拍子に悪化が始まると、こちらがどうあがいても力の及ばなくなることがある気がします。**しかしそうした際、**患者さんとの関係が崩れてしまうようでは、元も子もありません。最悪の事態になったときのフォローを事前に行っておく必要があると思います。**

　Kさんの場合、ご本人のすばらしい人間性に助けられ、当院とのおつき合いも今年で20年になりました。これは、信頼関係があるからこそだと感じています。これからもこうした**信頼関係を大切にしながら、患者さんとリスクを共有し、メインテナンスを通じて長いおつき合いをしていきたい**と思っています。

リスク部位のメインテナンスがうまくいかないんです！

メインテナンス17年めの口腔内

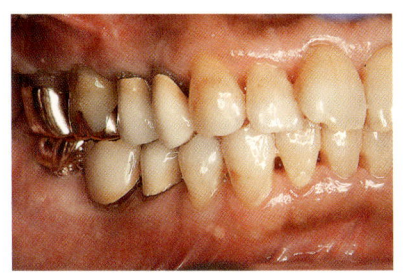

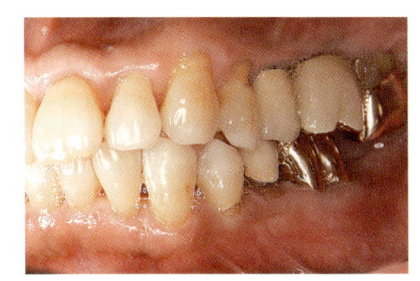

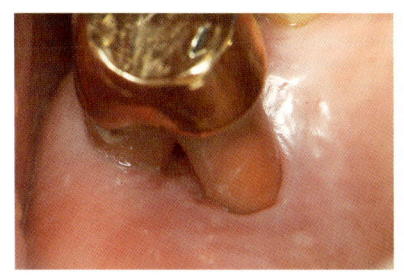

図25 歯肉退縮は落ち着いてきたが、7|7遠心、下顎前歯のプラークコントロールが課題である。7|遠心の根分岐部は、歯肉を下げたため以前よりはプラークが残りにくくなったが、完全とはいえない（2007年7月）。

図26 | 図27

図26 7|全周に骨透過像が確認できる（2007年6月）。

図27 出血は減少したが、痛みが強いためプロービング圧は弱めになっている。7|の口蓋根はつねに不安な状態（2007年6月）。

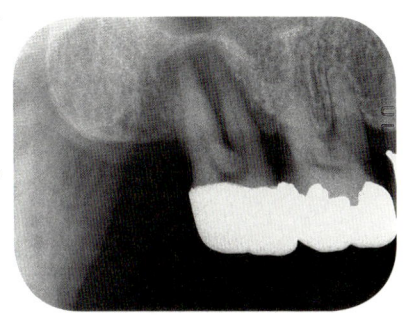

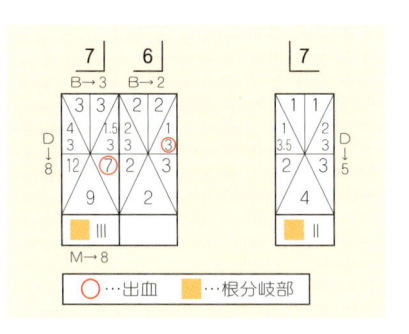

その後の経過〜今思うこと〜

本欄は、月刊『歯科衛生士』掲載以降に新たに執筆した内容です。

　その後も7|は不安定のまま3〜4ヵ月ごとのメインテナンスを続けて行っていきました。しかし2009年2月、急性症状が出たため、とうとうKさんのご希望により抜歯となりました。私がKさんの担当になってから7年半が経過していました。

　結局この間のメインテナンスの内容はあまり変えませんでした。これはKさんだけに限らず、セルフケアでは歯肉縁上のコントロール、歯科医院では歯肉縁下のコントロールと歯科医師による力のコントロールを地道に積み重ねていくことが一番大事なのではないかと自分なりに考えた結果です。7年半という期間が短いのか長いのかはわかりませんが、歯肉縁下のコントロールをしきれなかった私自身の技術不足を反省しています。また、あらためて根分岐部病変の難しさを痛感しました。

　現在もKさんは3〜4ヵ月ごとのメインテナンスに来院してくださっています。7|ほどのハイリスク部位はなくなりましたが、根分岐部病変というリスクをいつでも念頭に置き、「今後は抜歯になる歯がないように！」という目標で、今後もメインテナンスを行っていくつもりです。そしてこれからもKさんと二人三脚で長いおつき合いをさせていただきたいと思っています。

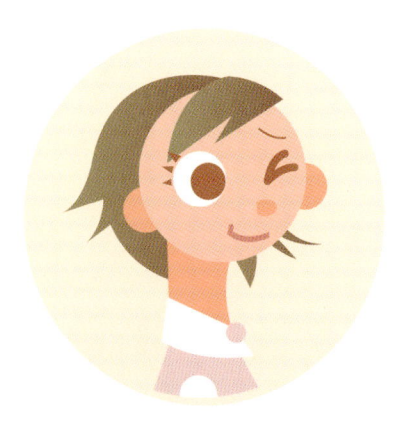

私の悩みを聞いてください！

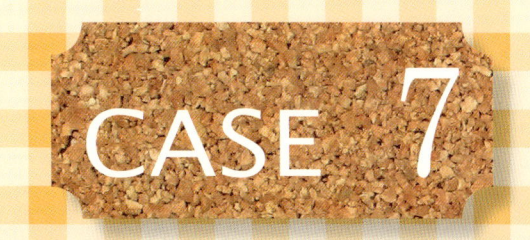

CASE 7

患者さんに快適なPMTCを提供するために
～先輩と私の違いはどこにある？～

藤田寛子、山口志穂／笠島歯科室

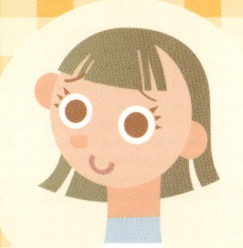

　私（藤田）は臨床経験3年の歯科衛生士です。歯科衛生士学校卒業後、笠島歯科室に勤務し、予防処置を自立して行えるようになることを目標に、保健指導や診療補助をしながら3年が経ちました。まだ担当している患者さんは少数ですが、毎日さまざまなことを勉強させていただいています。
　あるとき、先輩（山口）の担当している患者さんのPMTCを行うことがありました。患者さんはその場では何ごともなくお帰りになったのですが、後日「この前、あの子にやってもらったら痛かったのよ」とおっしゃっていたそうです。
　PMTCは本来ならば痛みをともなうはずのない処置なのに、なぜ患者さんは「痛い」と感じてしまったのでしょうか。今回は、先輩と比べて何が違ったのかを考えてみたいと思います。

Part 1 インスツルメンテーションに関する悩み

初診時データ

患者：62歳・女性
初診日：2005年11月15日
職業：専業主婦
主訴：上顎右側インレーの破折
口腔内所見：下顎舌側に歯石の沈着、歯肉の発赤がみられる
エックス線写真所見：目立った骨吸収はみられない、部分的な歯肉炎および軽度歯周炎と診断
既往歴：全身疾患なし
喫煙：なし

初診時と治療後の口腔内の比較

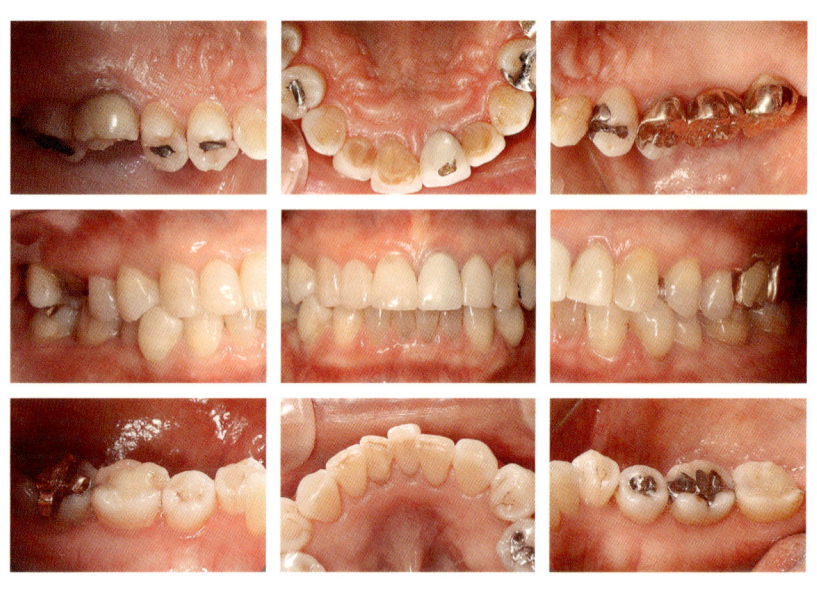

図1 初診時の口腔内写真（2005年11月）。下顎舌側に歯石の沈着、歯肉の発赤がみられる。

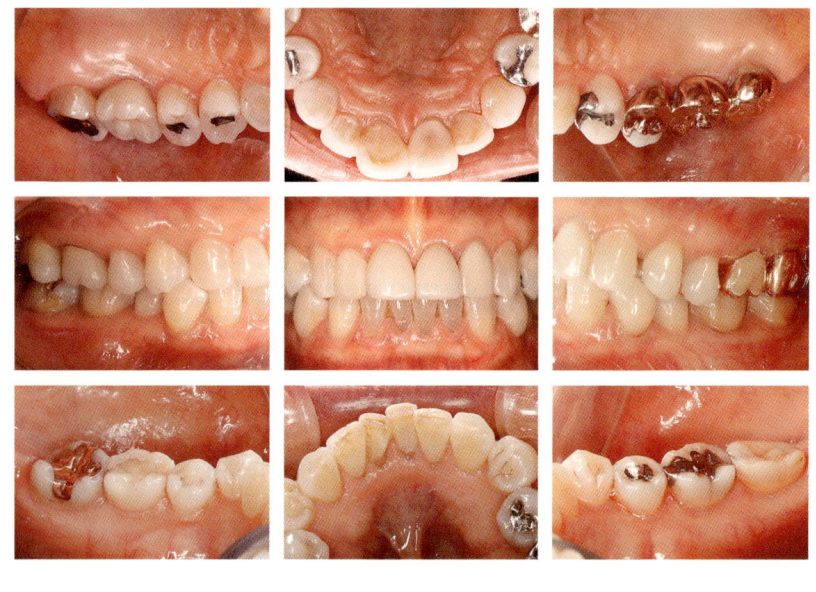

図2 初診から1年2ヵ月経過後の治療終了時の口腔内写真（2007年1月）。歯周基本治療後、歯肉の発赤は改善された。6|2 1|1 7| に補綴処置を行った。プラークコントロールも良い状態を維持している。

患者さんに快適なPMTCを提供するために～先輩と私の違いはどこにある？～

私の悩み～患者さんに痛みを与えないPMTCについて～

　Aさんは初診より現在まで先輩が担当している患者さんです。初診時の資料をみると、歯石の沈着や歯肉の発赤はみられたものの、特に目立った骨吸収はなく、4mm以上の歯周ポケット率は0.6％、プロービング時の出血（BOP）率は14.2％でした。こうしたことから、部分的な歯肉炎および軽度歯周炎と診断され（図1）、2005年12月から2006年2月まで歯周基本治療を行った後、補綴治療に移行しました。

　とてもまじめな方で予約時間に遅れたり、キャンセルすることもなく治療に通われていました。私はAさんと接する機会はほとんどありませんでしたが、あいさつをすると気持ちよく答えてくれたり、先輩と楽しそうに会話をしていて、とても良い雰囲気の方だなという印象を持っていました。

　2007年に治療が終了し、2007年2月から現在までメインテナンスで来院されています。治療終了時には、プラークコントロールや骨吸収の状態は良好で、4mm以上の歯周ポケットはなくなり、BOP率も3％に下がっています（図2）。

　そんなAさんですが、メインテナンスに入って間もなく、私がPMTCを担当する機会がありました。そのときのAさんは、物腰が柔らかく話し方も女性らしく、私が話したことを真剣に聞いてくださいました。PMTC後に、私が「特に気になるところはありませんか？」とAさんに聞いたときも、「大丈夫です。ありがとうございました」と答えてくれました。

　しかし、実際は痛みを感じていて、次の来院時に先輩に「この前、あの子にやってもらったら痛かったのよ」とおっしゃっていたのです。後でこの話を先輩から聞いたときはショックでした。自分なりに精一杯PMTCを行ったのに、なぜ「痛い」と感じさせてしまったのか、自分のどこがいけなかったのか悩みました。

悩みに対して私がしたこと・考えたこと

　まず、何がいけなかったのか自分なりに考えてみました。
① 歯肉溝にラバーカップを入れすぎていたのかな？
② 研磨剤が少なかったり、コントラの回転数が早すぎて熱が出てしまったのかな？
③ 唇を強く引っ張りすぎていたのかな？

　しかし、実際に痛みの原因になっていたのは違う理由からだったのです。それはAさんが次のメインテナンスで来院されたときに、先輩が行うPMTCを見ながら、自分の場合と比較して気がつきました（以下に示す写真は、Aさんではなく別の患者さんです）。

1 ミラーテクニック

（1）口唇の排除

　私はコントラを動かすのに精一杯で、口唇を排除するときに粘膜移行部にミラーヘッドを押しつけていました（次ページ図3-a）。つまり、ミラーを持つ手の力がヘッドの部分に集中していたのです。ミラーを動かして部位を移動させるときも、移行部に当たっていたようです。

　一方、先輩は移行部にミラーヘッドが当たらないように口唇をうまく排除しながらPMTCを行っていて、ミラーヘッドには力が入っていないのがわかりました（図3-b）。

Part 1 インスツルメンテーションに関する悩み

先輩と私のミラーテクニックの違い

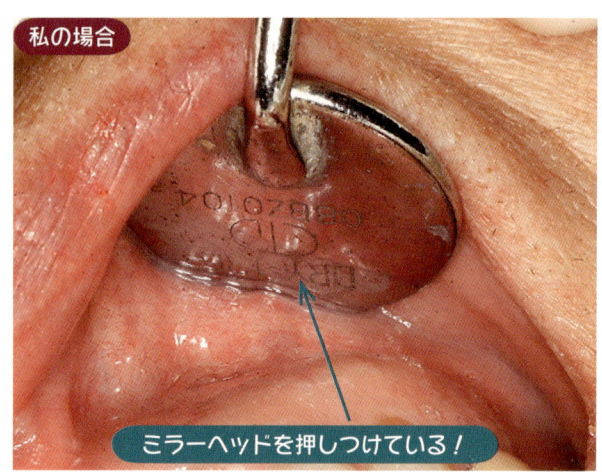

図3-a　私は、口唇を排除するときに粘膜移行部にミラーヘッドを押しつけていた。（ミラーヘッドを押しつけている！）

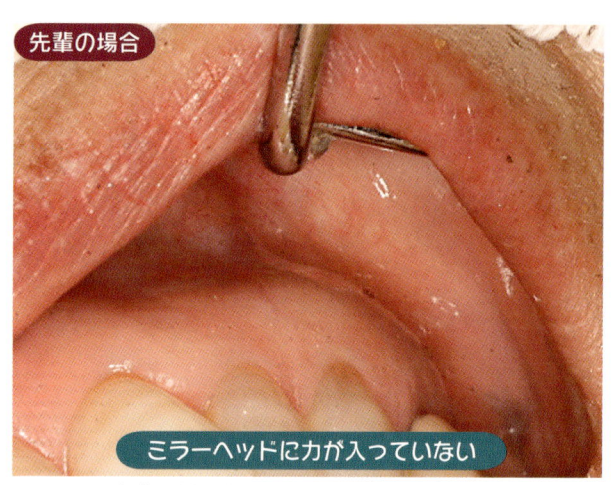

図3-b　先輩は移行部にミラーヘッドが当たらないように口唇をうまく排除し、ミラーヘッドには力が入っていない。（ミラーヘッドに力が入っていない）

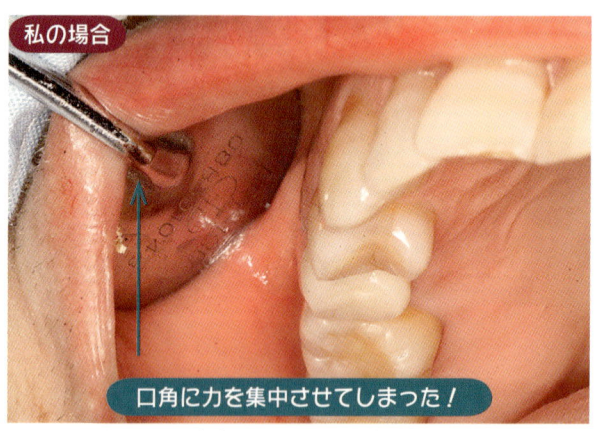

図4-a　私は、臼歯部においても口角に力を集中させてしまい、ねじるようにミラーを動かしていた。（口角に力を集中させてしまった！）

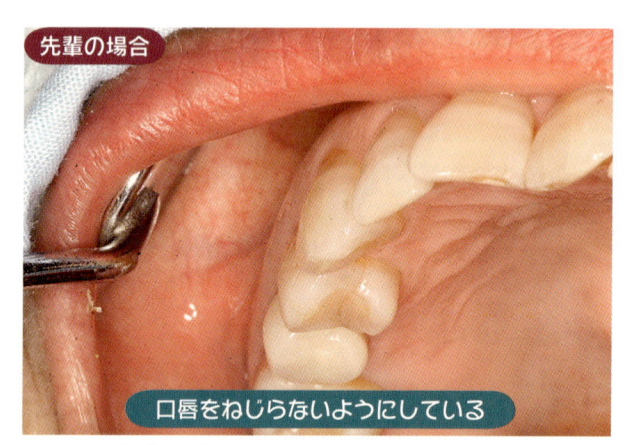

図4-b　先輩は口唇をねじらないように気をつけながらミラーを使っていた。（口唇をねじらないようにしている）

（2）臼歯部の粘膜の排除

　これは、臼歯部の粘膜排除のときも同様でした。私の場合、力が入る部分が口角に集中し、ねじるようにミラーを動かしていました（図4-a）。それに対して先輩は、口唇をねじらないように気をつけながらミラーを使っていました。口角は乾燥肌の方の場合、裂けやすい部分なので特に気をつけながら粘膜を排除しているそうです（図4-b）。

　つまり、Aさんが痛みを感じたのは、私が粘膜移行部にミラーヘッドを当ててしまったためでした。特に前歯部は、Aさんの口唇の力が強かったため、力が入りすぎていました。これは、ミラーに注意が行き届いていなかったのが原因です。実際、自分の口腔内で同じようにしてみたら、とても痛いことがわかりました。今後はPMTC時に限らずミラーの使い方には気をつけようと思

います。

2 コントラの動かし方

　次に、コントラの動かし方に注目しました。

（1）前歯・小臼歯の場合

　私は前歯・小臼歯を行うときに歯肉辺縁から先端にかけてジグザグに動かしていましたが、そうすることでヘッドが不安定になり、滑りやす

患者さんに快適なPMTCを提供するために〜先輩と私の違いはどこにある？〜

先輩と私のコントラの動かし方の違い

私の場合 — ジグザグに動かすためヘッドが不安定

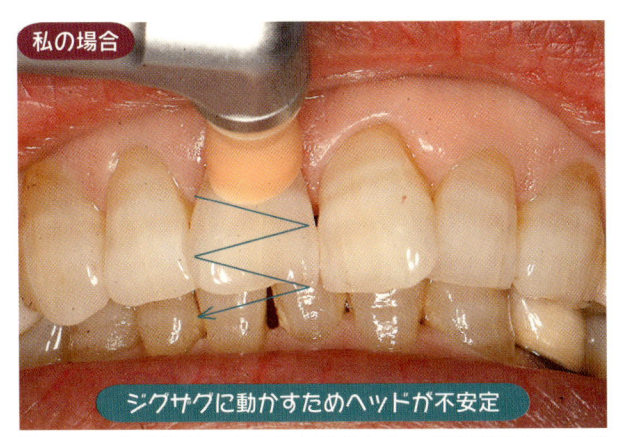

図5-a　私は前歯・小臼歯を行うときに歯肉辺縁から先端にかけてコントラをジグザグに動かしていたため、ヘッドが不安定になり、滑りやすく、歯にぶつかることもあった。

先輩の場合　図5-b、図5-c、図5-d — 3ブロックに分けており動きにムラがない

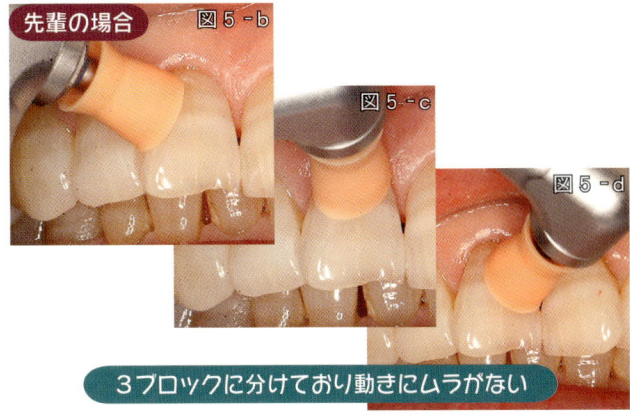

図5-b〜d　先輩は歯肉辺縁のみを3ブロックに分けて行っており、動きにムラがなく、滑ることもない。

私の場合 — コントラで口唇を歯に押しつけている！

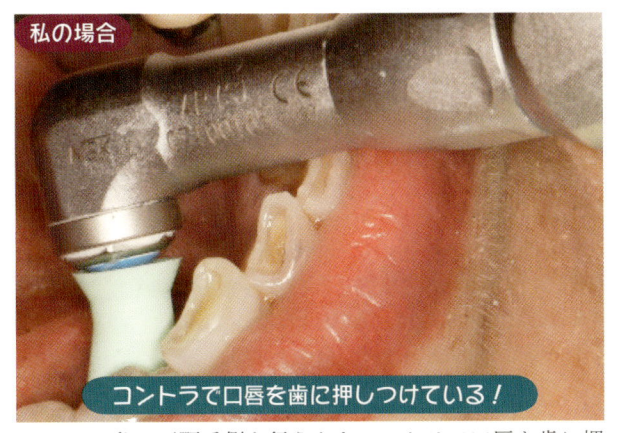

図6-a　私は下顎舌側を行うときコントラで口唇を歯に押しつけてしまい、患者さんに痛みを与えていた。

先輩の場合 — 口唇を巻き込まないよう角度に配慮

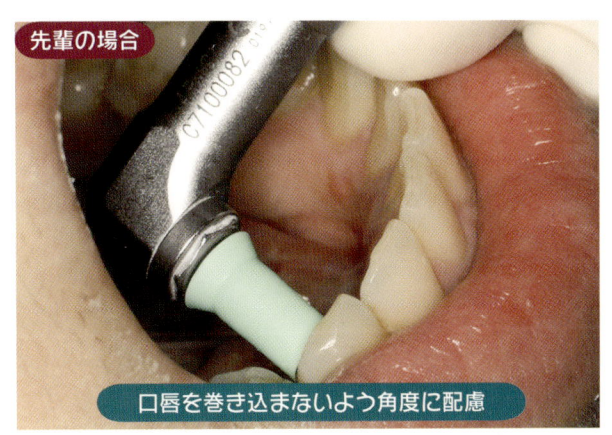

図6-b　先輩はコントラの角度を考え、口唇を巻き込まないよう配慮していた。

く、歯にぶつかってしまうことがありました（図5-a）。

一方、先輩はプラークの付着量が少ないので歯肉辺縁のみを3ブロックに分けていました。こうすることで、動きにムラがなく、滑ることもありません。むやみにラバーカップを動かすと、患者さんは"乱暴"に感じ、安心して処置を受けられないそうです（図5-b〜d）。私はプラークを落とすことに夢中で、コントラを動かしすぎていました。しかし、むやみに動かしてもプラークが落とせるわけではなく、動かし方も一定ではなかったので、患者さんは安心できなかったのだと思います。

(2) 下顎舌側の場合

また、私は下顎舌側を行うときコントラで口唇を歯に押しつけてしまい、痛みを与えていたこともわかりました（図6-a）。もう少しコントラの角度を考えて、口唇を巻き込まないように配慮すべきだったと思います（図6-b）。

このように、**コントラの操作においては注意しないと、コントラが口唇と歯に当たって唇を傷つけてしまったり、滑ってコントラが歯にぶつかったりして、嫌な感じを与えてしまうことがわかりました**。もう少し患者さんの身になってPMTCを行うことができていたら、痛い思い

Part 1 インスツルメンテーションに関する悩み

PMTC専用のコードレスハンドピース

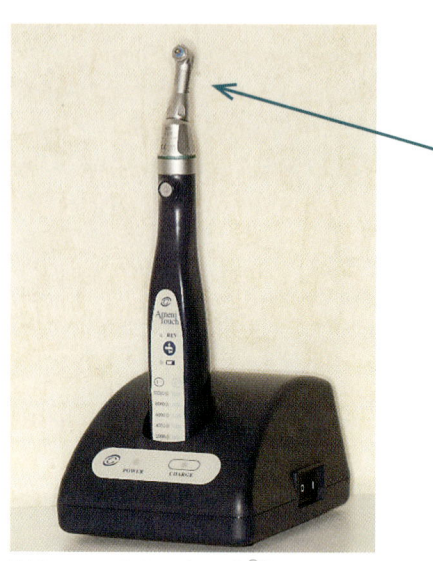

図7-a　アメニタッチ®(オーラルケア)。コードレスなので使いやすく、回転数も一定でムラがない。

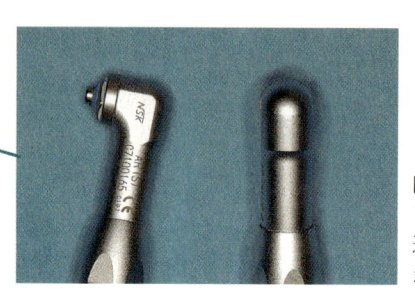

図7-b　アメニタッチ®(ロータリーヘッド)。ヘッドが小さく丸みがあり、最後臼歯遠心を行うときに頬粘膜に当たっても痛みがない。

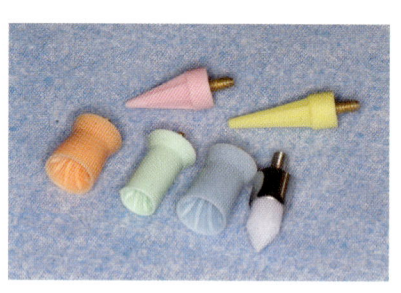

図7-c　当院で使用しているアメニタッチ®専用のチップ(アメニクリーンシリーズ®)。下段右から2番めのブルーのチップは回転数500、その他のチップは回転数1500で使用している。

をさせなくて済んだのにと反省しました。今後はしっかり固定点を置き、むだな動きは減らし、口唇にも気を配るように気をつけたいと思います。

3 声かけ

私はPMTCを行うことばかり考えてしまい、一番大切なAさんへの配慮が足りませんでした。術者が変わり、不安に思う気持ちを察して、安心させてあげられる声かけができていたら、Aさんはリラックスできたかもしれません。痛いと思っているときに口に出せない状況を作ってしまったので、申し訳ないことをしてしまいました。

4 新たなコントラの導入

こうした反省点を踏まえ、術者による違いが出ないように診療室全員がPMTCに関して共通の知識を持つためにはどうしたらいいか、対策を考えました。その結果、株式会社オーラルケアの歯科衛生士の方に来ていただき、使用する研磨剤の量、口腔内の状態に応じたラバーカップやチップの使い分けなどについて、指導していただくことになりました。コントラについては回転数をユニットのフットコントローラーで調整するのではなく、設定すると一定の回転数を維持できるPMTC専用のコードレスハンドピース(アメニタッチ®：オーラルケア)を診療室で購入しました(図7-a)。

このアメニタッチ®は振動がなく、回転しているときの音もほとんどありません。ヘッドも小さいので、最後臼歯や口腔内の小さな方でもスムーズに行えます(図7-b)。また、専用のチップを用いて実際に使用してみると、ペーストが飛び散ることもなく、歯にピッタリとフィットしプラークを落とすことができるように感じました(図7-c)。回転数が速く研磨剤が多すぎると、ペーストが飛び散って頬粘膜や歯肉に当たり、それだけでも患者さんは痛く感じてしまうそうです。

＊　＊　＊

現在は、Aさんの経験から学んだミラーテクニックやコントラの動かし方、声かけなどに注意しながら、アメニタッチ®を使ってPMTCを行っています。PMTC後、患者さんからは「今までとは違う」「静かで気持ちがいい」「汚れがしっかり取れている感じがする」といった感想をいただきました。

それと同時に「痛かった」と患者さんからいわれることもなくなったので、今回Aさんを通じて、悩み、考え、改善しようとした成果が臨床に現れてきているのが実感できます。

患者さんに快適なPMTCを提供するために～先輩と私の違いはどこにある？～

今後の課題

今回Aさんに「痛かった」といわれた理由は、私の配慮のなさ、ミラーの使い方、コントラの動きが雑だったことが大きな原因でした。PMTCを行う際、プラークを落とすことに集中するのも大切ですが、術者が気づかないところで患者さんはいろいろなことを感じていると思います。

Aさんだけでなく他の患者さんも、感じていたかもしれません。もしAさんが痛かったと先輩に伝えていなかったら、私は今も気づくことなく、PMTCを行っていたのかもしれません。とても大切なチャンスをいただくことができたと感謝しています。

今後は、メインテナンスに来院される患者さんが気持ちよく通えるように、患者さんをよく観察し気持ちを察しながら、それぞれの方に合わせてPMTCや他の処置を行えるようにしたいと思います。

その後の経過～今思うこと～

本欄は、月刊『歯科衛生士』掲載以降に新たに執筆した内容です。

これをきっかけに先輩歯科衛生士と自分の行動を細かく比較するようになり、先輩と同じような配慮ができるよう気をつけるようになりました。PMTCにおいても、今回学んだことを気をつけているうちに、意識をしなくても患者さんに不快感を感じさせないようになりました。

歯科衛生士歴6年めに入り、患者さんが私を見る目も「経験が浅い人」から「前から勤めているおなじみの人」へと変化したので、歯科衛生士として、これからもっと繊細に気を配り、患者さんに安心してもらえるようにがんばりたいと思います。

参考文献

1. 伊藤公一(監修), 土屋和子, 安生朝子, 村上恵子(編集). 別冊歯科衛生士 ワンランクアップ・PMTC. 東京：クインテッセンス出版, 2001.
2. 花田信弘(監修), 武内博朗(編), 丸森英史, 内山 茂, et al(著). 目的別PMTCとオーラルケア. 東京：クインテッセンス出版, 2006.

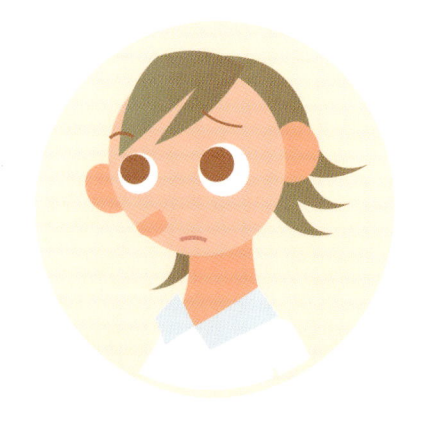

CASE 8

私の悩みを聞いてください！

不適合な補綴物を外せない患者さんにどう対応したらいいの？

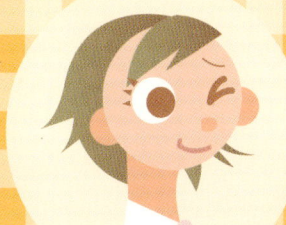

吉田淳子／わたなべ歯科医院

【アドバイス】
塚越芳子／わたなべ歯科医院
ナグモ歯科クワバラクリニック

　私は経験年数13年めの歯科衛生士です。現在勤務するわたなべ歯科医院には勤務して9年になります。当院にはさまざまな患者さんが来院されますが、中でも、以前に治療した補綴物のトラブルで来院される場合が少なくありません。

　患者さんの過去の治療が大がかりなものであればあるほど、歯科衛生士が大きくかかわる歯周基本治療は難しくなります。それに加え、口腔内の補綴物が不適合であっては、十分なスケーリング・ルートプレーニング（SRP）が行えない、患者さんのセルフケアが難しいといった多くの問題点もでてきます。

　つまり、不適合な補綴物は歯周疾患の修飾因子となるのです。もちろん、不適合な補綴物を外して処置を行えば、それほど難しい治療にはならない場合もあります。しかし、今までの治療経過や患者さんのお気持ちを考えたときに、不適合な補綴物を外せないこともあります。

　そこで今回は、不適合な補綴物を外すことが難しい患者さんをとおして、考えたことをまとめました。

Part 2 コミュニケーションに関する悩み

症例1：初診時データ

患　者：50歳・女性
初診日：2006年8月
職　業：自営業
主　訴：下顎臼歯部補綴物の脱離
口腔内所見：プラークコントロール不良、全顎的に歯肉の炎症あり
エックス線写真所見：不適合な補綴物、補綴物による二次う蝕、歯根破折、部分的に垂直性骨吸収あり、中等度歯周炎と診断
全身的既往歴：更年期障害
歯科的既往歴：3〜4年前に全顎的な治療を行い多額の費用をかけたとのこと。当院に来院されるまでの間、補綴物が数ヵ所脱離し、何度も再装着している
喫　煙：1年半前から禁煙

私の悩み〜不適合な補綴物を外せない患者さんへの対応について〜

症例1

（1）初診時

患者さん（Sさん）は、下顎臼歯部の補綴物の脱離を主訴に来院された当時50歳の女性です。口腔内を拝見すると、大がかりな補綴処置をされており、当院に来院される前に受けた治療が、時間的・経済的な面で大変なものだったことが想像できました。それにもかかわらず、全顎的に歯肉の炎症がみられ、口腔内環境はけっして良好とはいえず、私はとてもショックを受けました（図1）。

実際、Sさんにお聞きしたところ、数年前県外へ電車を乗り継いで通院され、高額な費用もかけたとのことでした。治療にあたっては、ご主人の説得も大変だったそうです。私の想像では、Sさんは当時受けた治療で口腔内の問題がほぼなくなったと信じていて、まさか、その後に大がかりな再治療が必要になるとは思ってもいなかったようです。もちろん、私たちが治療をさせていただいても、その補綴物が永久的に使えるということはけっしてありません。しかし、私たちはお入れした補綴物をできるだけ、長く快適に使用していただきたいという思いで治療を行っています。

まずは検査を行い、検査結果からわかる現在の口腔内の状況を数回にわたってご説明させていただきました。エックス線写真からは不適合な補綴物のマージン部から進行した二次う蝕や歯根破折、部分的な垂直性骨吸収も認められました（図2）。

プロービング検査では、全顎的に深い歯周ポケットがみられ、歯石が沈着しすぎて測定できない部位もありました（図3）。これらの結果から、中等度歯周炎と診断されました。Sさんは「これだけしっかり調べた検査は初めてです」と驚かれたようすでした。

その後、治療を開始することになりましたが、十分な治療を行うには、不適合補綴物を外さなければなりません。しかし、そうすると義歯を装着していただくか、インプラントが必要になります。Sさんのお気持ちと外した後のことを考えると、私は大変悩みました。Sさん自身も、今までに何度か補綴物が外れていることから、治療しなければならないことはわかっているものの、全顎的な治療には踏み切れないようでした。

（2）治療開始

歯科医師の診断の結果、下顎臼歯部の保存は不可能で、抜歯後、即時仮義歯を入れていただくことになりました。Sさんは、初めての義歯ということで大変抵抗があったようですが、とても我慢強く慣れていただ

不適合な補綴物を外せない患者さんにどう対応したらいいの？

初診時の口腔内

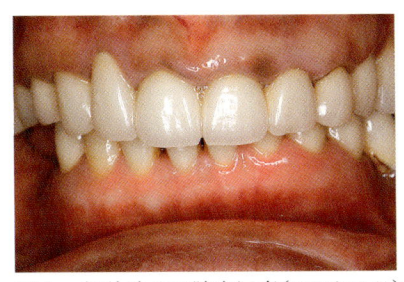

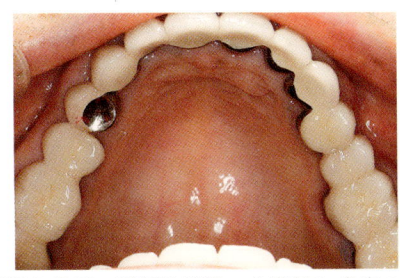

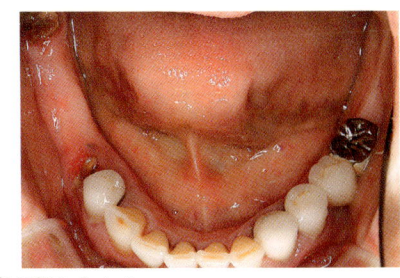

図1 初診時の口腔内写真（2006年8月）。下顎臼歯部の補綴物脱離、全顎的に歯肉の炎症が認められる。

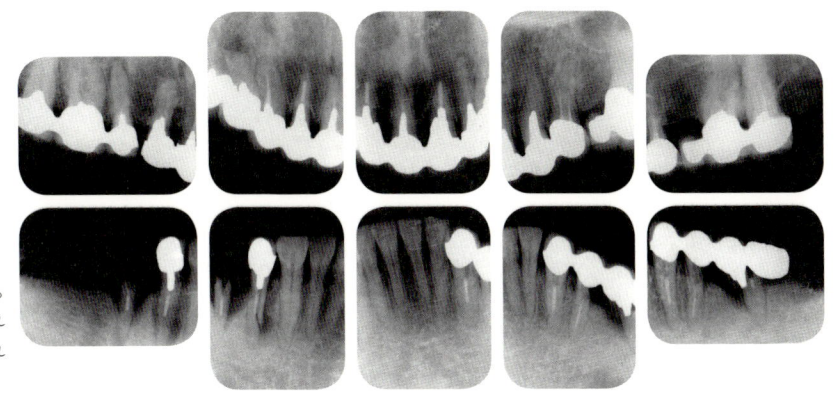

図2 初診時のエックス線写真（2006年8月）。不適合な補綴物による二次う蝕が認められる。歯根破折や一部に垂直性骨吸収もみられる。

図3 初診時のプロービングチャート（2006年9月）。全顎的に深い歯周ポケットがあり、歯肉の炎症もみられる。下顎前歯部は、歯石により測定できない部位もある（8⎪5⎪6は抜歯予定）。

き、なんとか使用することができました。

問題は上顎です。不適合な補綴物、歯根破折など、補綴物を外さなければ十分な治療ができず、歯肉改善も大変難しいことを説明させていただきましたが、最終的に現状のままでSRPを行うことになりました。私は、この状態で自分にどこまでできるのかと不安な気持ちを持ちながらも、少しでも現状が良くなることを願い、進めていきました。しかし、やはりスケーラーのアクセスは悪く、マージン部にひっかかってしまい、これでは歯石は取れないというのが実感でした。

（3）再評価

歯周基本治療を行った後、再

Part 2 コミュニケーションに関する悩み

再評価時の口腔内

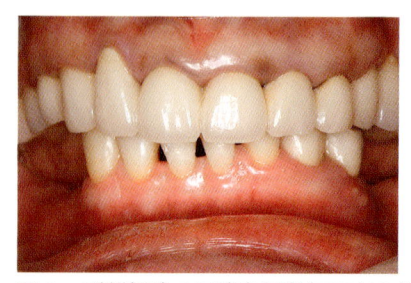

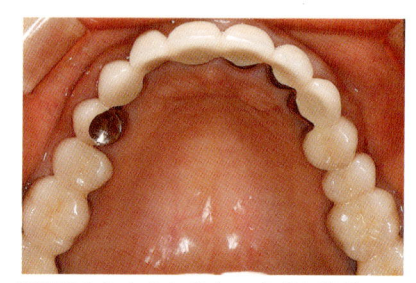

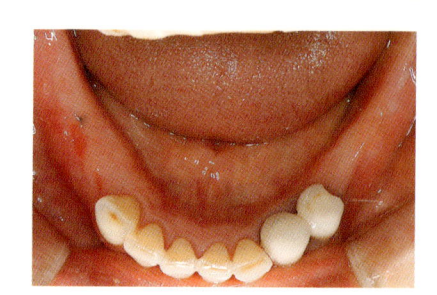

図4　再評価時の口腔内写真(2007年3月)。初診時よりも少し歯肉の炎症が改善された。

図5　再評価時のプロービングチャート(2007年3月)。4mm以上の歯周ポケットが残存し、歯肉の炎症もみられる(|4は抜歯予定)。

上顎口蓋側の変化

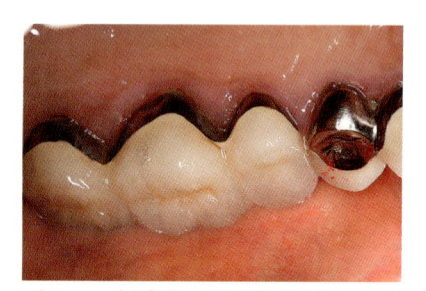

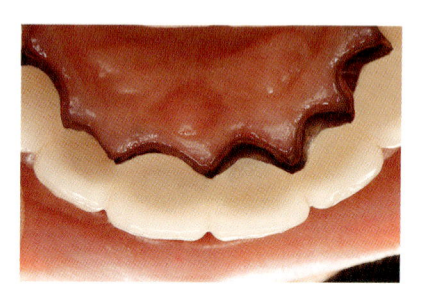

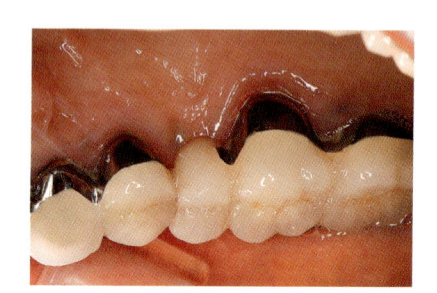

図6-a　初診時上顎口蓋面観(2006年8月)。プラークコントロール不良。

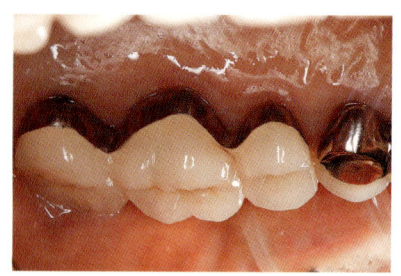

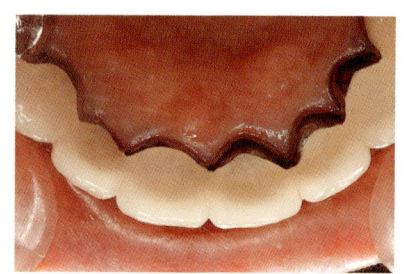

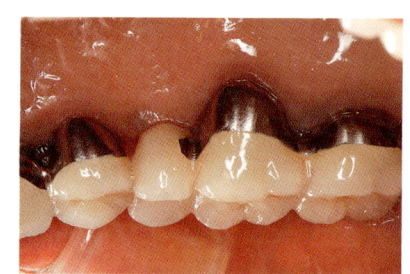

図6-b　再評価時上顎口蓋面観(2007年3月)。初診時より、プラークコントロールの改善がみられる。

不適合な補綴物を外せない患者さんにどう対応したらいいの？

症例2：初診時データ

- **患　者**：56歳・女性
- **初診日**：2006年1月
- **職　業**：縫製業（納期に追われている）
- **主　訴**：3|歯肉の痛み。希望として、補綴物は外したくない
- **口腔内所見**：歯の動揺、一見歯肉は健康そうにみえるが、全顎的に炎症あり
- **エックス線写真所見**：不適合補綴物が目立ち、部分的に垂直性骨吸収あり。咬合性外傷と思われる歯根膜腔の拡大あり
- **全身的既往歴**：ストレスによる胃炎
- **歯科的既往歴**：10代のころから歯ぎしりがひどく家族に指摘され続けてきた。4|、3 4は動揺がみられ抜歯。上顎右側は4年前から3年間、上顎左側は2年間通院して治療
- **喫　煙**：なし

初診時の口腔内

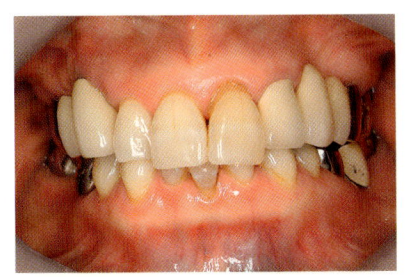

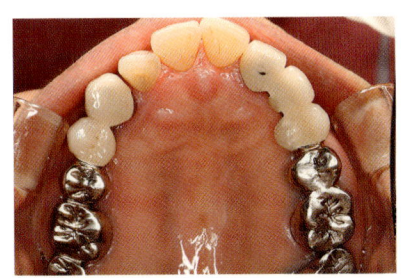

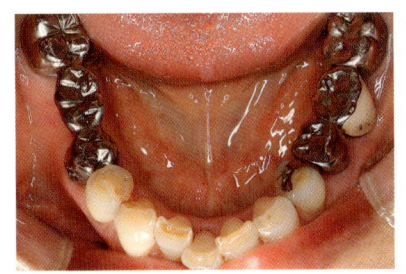

図7　初診時の口腔内写真（2006年1月）。一見、歯肉は健康そうにみえるが、歯の動揺がある。

評価を行いました。まだ、4mm以上の歯周ポケットが存在し、出血点も多くみられます（図4、5）。この状態を改善するには、やはり補綴物の除去と交換をしなければならないと痛感しました。ただ、そうしたプラークコントロールの難しい状況の中でも、Sさんはセルフケアを大変熱心に行っており（図6）、現在は下顎の義歯の調整をしています。

（4）今後の予定

再度、再評価の結果を含め、現在の状況を説明し、このままでは今以上に歯周病、二次う蝕が進行してしまうことをくわしくご説明させていただく予定です。今後、補綴物を外し積極的に治療をしていくか、このままの状態で経過をみていくのか、Sさんと相談し、決めていかなくてはなりません。ただ、私の気持ちとしては、やはりこれからのことを考えて、積極的に治療していかなければと思っております。

症例2

（1）初診時

患者さん（Mさん）は、3|の歯肉の痛みを主訴に来院された56歳の女性です。口腔内を拝見すると、今まで歯でご苦労されてきたことがわかりました。不適合な補綴物が多く、一見健康そうにみえる歯肉には全顎的に炎症があり、エックス線写真からは垂直性骨吸収も認められました（図7～9）。また、10代から

Part 2 コミュニケーションに関する悩み

初診時のエックス線写真&プロービングチャート

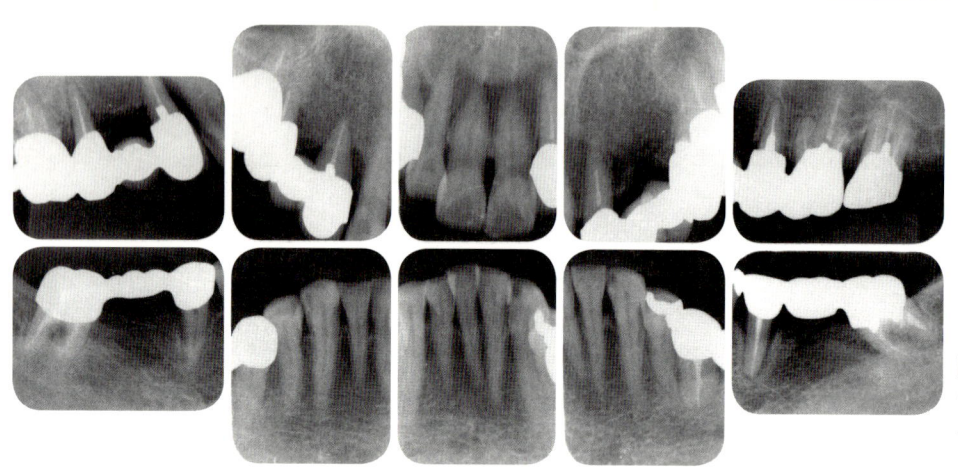

図8 初診時のエックス線写真（2006年1月）。不適合な補綴物および一部垂直性骨吸収が認められる。

図9 初診時のプロービングチャート（2006年2月）。全顎的に歯肉の炎症がみられる。

ひどい歯ぎしりがあり、その音があまりに大きく特殊な音だったため、周りからずっと指摘されていたそうです。しかし、なぜかこの1年でピタッと止まったとのことでした。3|をはじめとする歯の動揺がみられ、Mさんご自身に歯の動揺とクレンチングの自覚があったことから力のコントロールの問題が大きかったのだろうと推測されます。また、咬合性外傷と思われる歯根膜腔の拡大もみられます。

こうした口腔内検査の結果から、中等度歯周炎と診断され、5|3は抜歯し仮義歯を装着、クレンチングに対してはマウスピースを使っていただきつつ、欠損部にはインプラント治療をすることになりました。ただ、Mさんは1年前まで、5年間他の歯科医院に通院し、高額な治療費を支払われていたため、現在入っている補綴物を外さずに処置を進めてほしいとの希望がありました。

とはいえ、補綴物の適合が悪く、プラークコントロールもままならない状態でしたので、現状はしっかりとお伝えしています。また、ご自身でもマージン部のプラークが除去できず、爪で触るとひっかかってしまうことも気づかれていました。そこで、Mさんと相談の結果、歯周基本治療を行い、歯周組織の反

不適合な補綴物を外せない患者さんにどう対応したらいいの？

再評価時のプロービングチャート

図10 再評価時のプロービングチャート（2006年12月）。まだ少し歯肉の炎症が残るものの、初診時に比べ歯周ポケットの改善がみられる。

再々評価時の口腔内

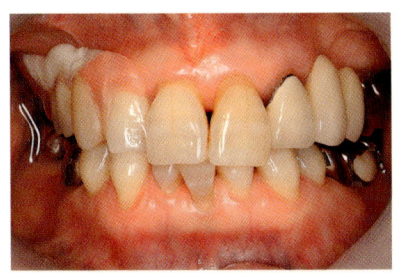

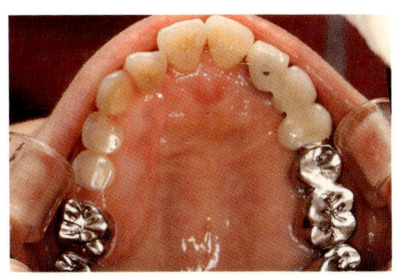

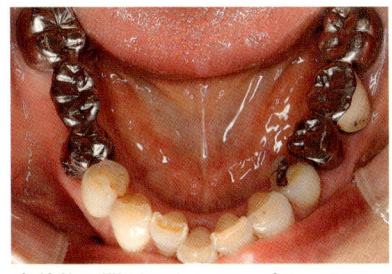

図11 再々評価時の口腔内写真（2007年5月）。不適合なマージン部を削り取ったことで、審美的な問題は出たが、プラークコントロールがしやすくなり、十分なSRPを行うことができた。

応をみてから、再度治療計画を立てることになりました。

（2）治療開始

Sさん同様、Mさんの口腔内も不適合補綴物が多く、結局、十分なSRPを行うことができませんでした。そこで、現状をお伝えしてどうしても補綴物の交換が無理ならば、適合の悪い補綴物のマージンと根面との段差をなくすために、マージンを削り取ることを提案しました。Mさんは同意され、マージン部の削除を進めていきました。現在は、4̄3̄のインプラント治療中です。

（3）再評価

まだ、完治した状態ではありませんが、マージン部と根面との段差をなくしたことで、プラークコントロールしやすくなり、十分な再SRPを行うことができました。その結果、再評価ではまだ少し歯肉の炎症が残りましたが、初診時に比べ歯周ポケットの改善がみられました（図10）。Mさんも、大変熱心にセルフケアをされており、半年後、再々評価を行うと、6|7、|7に深い歯周ポケットが残るものの、歯肉の炎症はほとんどなくなりました（図11〜13）。

Part 2 コミュニケーションに関する悩み

再々評価時のプロービングチャート

図12 再々評価時のプロービングチャート（2007年5月）。6|7|7に深い歯周ポケットが残るが、歯肉の炎症は改善された。

上顎前歯部・口蓋側の変化

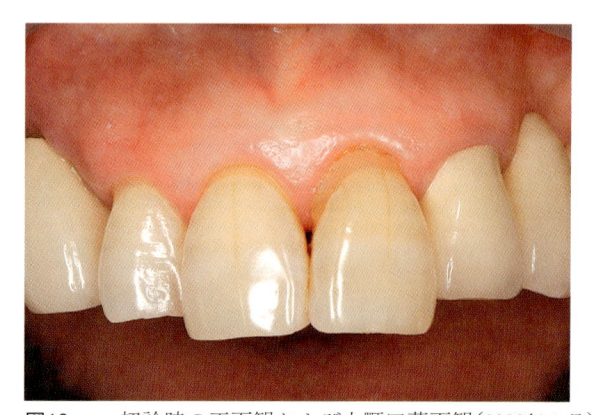

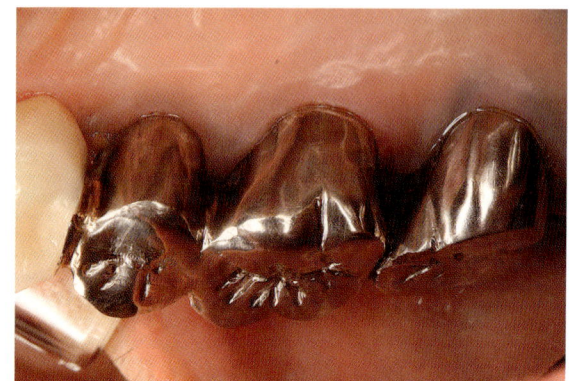

図13-a 初診時の正面観および上顎口蓋面観（2006年1月）。補綴物のマージン部のプラークコントロールが困難な状態。

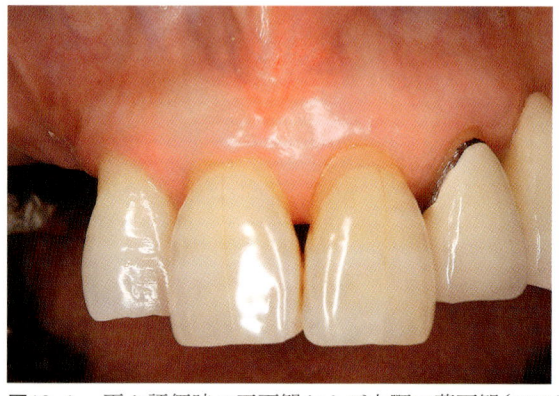

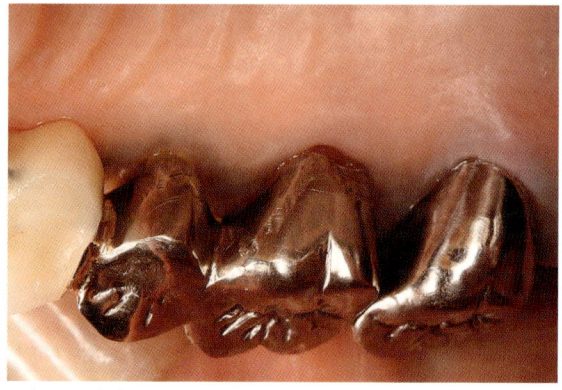

図13-b 再々評価時の正面観および上顎口蓋面観（2007年5月）。不適合なマージン部を削り取ったことでプラークコントロールもしやすくなった。

不適合な補綴物を外せない患者さんにどう対応したらいいの？

悩みに対して私がしたこと・考えたこと

まずSさんの場合、歯周基本治療前にもう少し上顎の不適合補綴物についてしっかりとお話しなければならなかったのかもしれません。私としては、治療前・治療中にお話をしてきたつもりですが、患者さんには伝わっていなかったようです。やはり、患者さんご自身が不適合補綴物に気づき、治療をしようというお気持ちにならないと、治療はうまくいかないと思います。

また、Sさんから治療を進めていく中で「今までは知識がなかった」といわれました。これはすべての患者さんに対してですが、正しい知識、情報をお伝えすることの大切さを再度痛感しました。

一方、Mさんの場合は、どうしても補綴物を外したくないという気持ちが強かったため、審美的な問題が出てしまうことをご説明したうえで、不適合補綴物のマージンと根面との段差をなくしたところ、スケーラーのアクセスが得られ、SRPしやすくなりました。歯ブラシも届くので、セルフケアもしやすくなったと思いますが、今後は、根面う蝕の予防も課題になると思います。

今後の課題

残念ながら、今まで治療された補綴物のトラブルで来院される方は、少なからずいらっしゃいます。その中には、補綴物の交換が難しいこともあります。患者さんがどうしても外したくないという思いで来院された場合、現状をしっかりご説明したうえで、患者さんとよく相談し、お気持ちに配慮しながら、今、最大限できることを模索し、これからも精一杯、患者さんとかかわり続けていきたいと思います。

13年間の経験を重ねても、まだまだ勉強しなければならないことがたくさんありますし、経験を重ねることで、同時に悩みも増えてくると感じております。とはいえ、先生は歯科衛生士を信頼して、患者さんを任せてくださるのですから、そのような歯科医院で働けることをとてもうれしく思っています。

先輩歯科衛生士からのアドバイス

患者さんを導く歯科衛生士の役割
塚越芳子／わたなべ歯科医院
ナグモ歯科クワバラクリニック

筆者の吉田さんは、患者さん思いの心の優しい歯科衛生士さんなのですね。症例1のSさんは、口腔内診査、現状説明も受けられています。にもかかわらず、口腔内が危機的状況であることを十分にご理解いただけていないのかもしれません。そこで、歯科医師より、不適合な補綴物の交換を含む治療計画を伝えていただくと良いのではないでしょうか。

それでも、Sさんが補綴物を外さず治療を進めてほしいと希望された場合は、厳しいようですが、妥協的な治療になってしまうことを説明しご理解いただきます。これにより、口腔をケアする

Part 2　コミュニケーションに関する悩み

歯科衛生士の心の負担も軽減すると思います。妥協的なケアしかできないからこそ、補綴物が不適合で口腔内の疾患のリスクが上がっていることをエックス線写真を使って説明したり、マージン部にプラークが入り込んでいるところを鏡で見ていただいたりして、現状と将来起こりうるトラブルに対する情報提供が必要です。

　このとき、Sさんの心に配慮した優しい伝え方ができるとよいですね。さらには、どうすれば適合の良くない部分のプラークコントロールが少しでも改善できるかをSさんとともに見つけ出すことも大切です。そうすることで、「本当はかぶせ物の交換が必要なのに、この歯科衛生士さんは私の気持ちを考えてくれて、現状で精一杯ケアしてくれている」「かぶせものを交換できない分、歯磨きをくふうしてていねいにしよう」「メインテナンスも短い間隔で行こう」など、Sさんが主役となってケアしていく道筋をつくることにもつながるのです。

　一方、症例2の補綴物のマージン部を削りとったMさんは、審美的な問題が残ってはいますが、それを除けば賢明な対応だったのではないでしょうか。咬合性外傷にプラーク停滞因子が加わったままですと、予後も不安です。これから欠損部にインプラントが入ることによって、咀嚼機能が上がり、審美的に満足する結果が得られたら、口腔の健康に対する意識の変化がみられるかもしれませんね。

　ところで、私はSRPを行う際に不適合な補綴物のマージンがひっかかって、スケーラーのアクセスが得られない場合、患者さんのブラッシングとスケーラーが届く範囲のSRPを行い、歯肉退縮を待った後、歯周ポケットの深い根面にアタックする場合もあります。

　患者さんが不適合な補綴物は口腔の健康維持に良くないものだと気づくことから始まり、積極的にマージン部のケアに取り組んでいただけるように導いていくことも、歯科衛生士に求められているのだと思います。

その後の経過〜今思うこと〜

本欄は、月刊『歯科衛生士』掲載以降に新たに執筆した内容です。

　その後、Sさんには再評価の結果を含め再度現状を説明させていただきましたが、同意が得られず、現在は上顎の補綴物は外さずに、メインテナンスに入っており、メインテナンス間隔は空きがちになっています。

　一方Mさんは、インプラントを埋入し、咀嚼機能も改善したため、口腔内への意識が向上しており、プラークコントロールは良好で、メインテナンスには短めの間隔で来院しています。

　『先輩歯科衛生士のアドバイス』通り、Sさんに対しては、Sさんを主役にした導きを行えていなかったのかもしれません。現状を伝えることばかりに集中してしまい、一方通行のかかわりをしてしまっていたように思い反省しました。

　2人の患者さんとかかわらせていただく中で、患者さんご自身が口腔内の状況、プラークコントロールの大切さに気づき、治療に参加することがいかに大切であるかをあらためて感じました。

CASE 9

私の悩みを聞いてください！

通院が中断してしまう患者さんにどうアプローチすればいい？

藤野友子／てらだ歯科クリニック

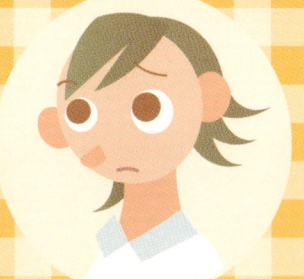

【アドバイス】
長谷ますみ／フリーランス、みんとの会代表

　私は、歯科衛生士として働いて12年になります。その間、結婚、子育てとブランクがあり、現在の歯科医院に勤務し9年めを迎えましたが、その間の大きな悩みどころの1つとして、患者さんの通院の中断が挙げられます。
　そこで、今回は医療者側の思いがきちんと伝えられずに、治療が中断してしまった患者さんに対して、不安を少しずつ取り除き、歯周基本治療からメインテナンスまで進めていけた過程を振り返り、どう悩み考えさせられていったのかを紹介したいと思います。

Part 2　コミュニケーションに関する悩み

再初診時データ

患　者：55歳・女性
再初診日：2005年4月
職　業：主婦
主　訴：下顎の歯肉腫脹・出血
口腔内所見：舌側歯頸部にプラーク付着、全体的な歯肉の発赤・腫脹
エックス線写真所見：全顎的に水平性骨吸収あり、重度歯周炎と診断
既往歴：交通事故により1週間ICUに入院（1998年）

現病歴：事故の後遺症による顔面神経麻痺（左側のみ少し残る）、高血圧症（2004年12月よりカルシウム拮抗剤服用）
喫　煙：なし
ブラッシング習慣：1日2回（朝食後・就寝前）、歯磨剤は歯周病予防用の市販物、歯ブラシは小さめのヘッドのものを使用（毛先が開いたら交換）
食生活習慣：1日3食（決まった時間）、間食はコーヒーを数回（ブラック）、食後すぐにおやつ

私の悩み〜治療中に何度も通院が中断する患者さんについて〜

1 初診〜担当歯科衛生士になるまで

Yさんは、2001年10月に下顎右側動揺、歯肉腫脹を主訴に来院された当時51歳の女性です。このときの診断は重度歯周炎で、保存不可能となり $\overline{6\,5}$ は抜歯となりました。後日、他の歯科衛生士が、浸潤麻酔下にて $\overline{4\,3\,2}$ のスケーリング・ルートプレーニング（SRP）を行い、続けてSRPの予約を取り帰宅されたのですが、来院されずそのまま中断となってしまいました。

それから4年後の2005年3月、下顎左側腫脹・動揺を主訴に来院されました。そのときは慢性歯周炎と診断され、応急処置として $\overline{3\,4}$ の咬合調整後、投薬がなされました。このとき、担当したスタッフがYさんに歯周基本治療の必要性を説明しましたが、ご本人は希望されませんでした。その後、4年前に抜歯した下顎右側の義歯作成のため、何度か来院され、そのたびに歯肉腫脹・出血を訴えられたようですが、「歯石は取ってほしくない」と、TBIのみを希望されたそうです。

2 歯周基本治療開始

2005年4月から私が担当となりました。まずお話をうかがうと、下顎の歯肉腫脹・出血が気になっているとのことでした。口腔内を見せていただくと、歯肉縁上・縁下ともに多量の歯石沈着が認められました。ご本人なりにブラッシングには気をつけていらっしゃいましたが、歯石を除去しないと歯肉腫脹は治まらないことを、図に書いて説明しました。

しかし、4年前に受けたSRP後の痛みが激しかったようで、「そのときのいやな記憶があるから、できれば歯石除去はしてほしくない」とのことでした。そこで私は、なぜ歯石を取らなくてはいけないのか、除去後はどのような症状が出るのかといった説明が当時きちんとできていなかったことを謝罪をしました。そして、できるだけYさんの気持ちに添うよう、相談しながら進めていくことをお伝えしました。

本来は口腔内全体の資料収集から入り、治療計画の説明、TBI、SRPと進めていくのですが、Yさんが歯科医院に対して不安を抱いていらっしゃるのを感じたので、いきなり全体の資料収集には入らず、主訴である下顎前歯部の口腔内写真とエックス線写真1枚を撮らせていただくことにしました（図1、2）。

通院が中断してしまう患者さんにどうアプローチすればいい？

再初診時の口腔内

図1 再初診時の口腔内写真（2005年4月13日）。歯肉発赤・腫脹が著しく、自然出血がみられ、歯肉縁上・縁下ともに多量の歯石沈着が認められる。

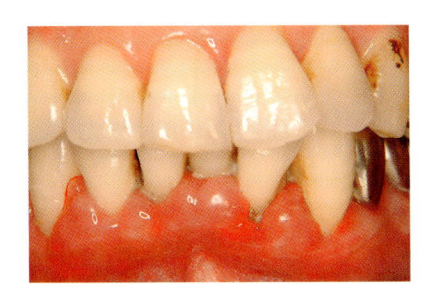

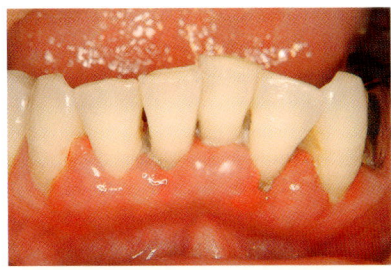

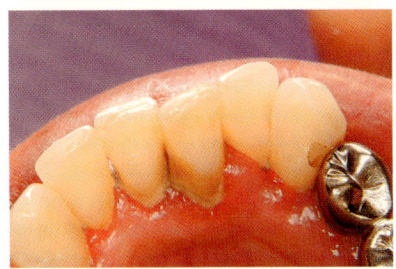

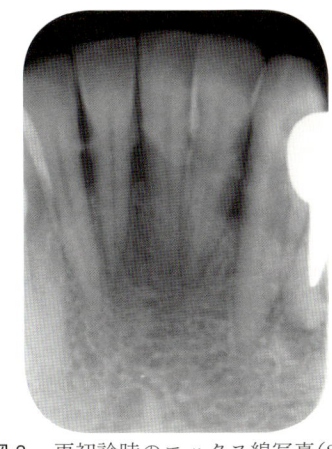

図2 再初診時のエックス線写真（2005年4月13日）。歯肉縁下歯石が多量に沈着し、水平性骨吸収も認められる。

そして、それらをお見せし説明すると、Yさんはご自身の現状を理解されたようでした。

続いて、SRPについても理解していただこうと、|3唇側面に沈着していた歯肉縁上歯石を手鏡で見てもらい、除去する方法を説明しながら、手用スケーラーで除去しました。除去した歯石をお見せすると、"黒い物は何かな？むし歯かな？"と以前から気にされていたようで、それが歯石であることを知り、「むし歯でなくて良かったわ」と喜ばれました。また、歯石除去は痛くないということを実感されたようでした。

これを受け、再度歯石除去をしないと、Yさんが気にされている歯肉腫脹・出血は治らないことを説明したところ、歯周基本治療に対しての理解が得られ、次回主訴である3+3のSRPを行うことになりました。

そして、後日SRPを行う前に前回行った処置や説明について疑問点がないかたずねたところ、「大丈夫です」という返事があり、無麻酔下で処置を行いました。これは、Yさんの痛みを術者が感じやすいようにするためで、術中も痛みを我慢されていないか、つらいのに無理されていないかなど、何回か声をかけながら行いました。術後、痛みはないとのことでしたが、炎症も強く出血が多かったため、2、3日は浮いた感じがあるかもしれないことを説明しました。さらに、SRPによって歯間空隙ができたことで、食物残渣が増えてしまい、歯肉改善の妨げにならないよう、歯間ブラシをお渡ししました。これを受け、Yさんは安心されたのか、引き続き歯周基本治療の同意を得ることができました。

3 資料収集

次の来院時には、歯周基本治療をいったん休み、資料収集を行いました。口腔内は、舌側歯頸部にプラーク付着、全体に歯肉発赤・腫脹が認められました（次ページ図3）。

エックス線写真とプロービング検査から、全顎的な水平性骨吸収、7|7 |7 7は根尖近くまで垂直性骨吸収が認められ、全顎的に多量の歯肉縁下歯石があ

Part 2 コミュニケーションに関する悩み

資料収集時の口腔内

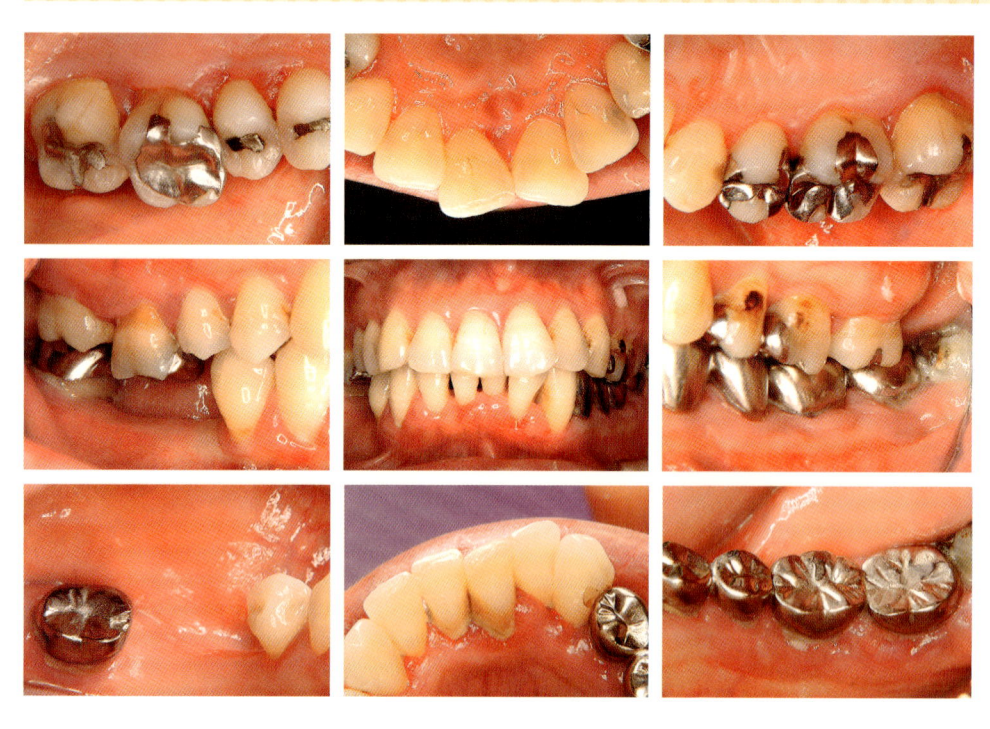

図3 資料収集時の口腔内写真（2005年4月27日、下顎前歯部舌側の写真は再初診時のもの）。舌側歯頸部にプラーク付着、全体に歯肉発赤・腫脹が認められた。

りました。4┃に根尖病巣がありますが、症状は（−）、┃2 3遠心にう蝕が認められました。また、6┃は6 5┃抜歯後4年間放置されていたため、挺出しており、┃7は近心傾斜しています（図4）。プロービング時の出血（BOP）率も56％と高く、4mm以上の歯周ポケットが48％も存在しました。また、7 6┃7、┃6 7 7には根分岐部病変があり、臼歯には動揺もみられました（図5）。

その他、高血圧症による降圧剤のノルバスク®（カルシウム拮抗剤）を服用中だったため、副作用の口渇の有無を確認するため、口腔水分計で口腔湿潤度を計測しました（モイスチャーチェッカー・ムーカス：ヨシダ）。その結果、舌で32.2％、頬で31.1％と正常値でした（舌・頬ともに30％以上で正常）。

4 歯周基本治療再開

資料が得られたところで2005年5月に再度歯周基本治療に戻り、無麻酔下での┃3＋3┃のSRPを行い、治療計画について説明しました。具体的には、5回に分けてSRPを行うこと、7┃7 ┃7 7は根尖近くまで付着が喪失しているため、SRPをしても長く保存できるかは、あまり期待できないことなどです。しかし、娘さんが里帰り出産でYさん宅へ帰省され、気持ちが落ち着かないということだったので、┃2のう蝕処置を先に終わらせ、SRPの続きは、出産後落ち着いてから再開することになりました。

さらに、┃8もう蝕になっており、処置をする場合抜歯となることをお伝えしたところ、抜歯を含め外科処置などの積極的治療はしてほしくないとのことでした。そのため、4┃の根尖病巣は症状がないことから、経過観察を希望されました。

通院が中断してしまう患者さんにどうアプローチすればいい？

資料収集時のエックス線写真＆プロービングチャート

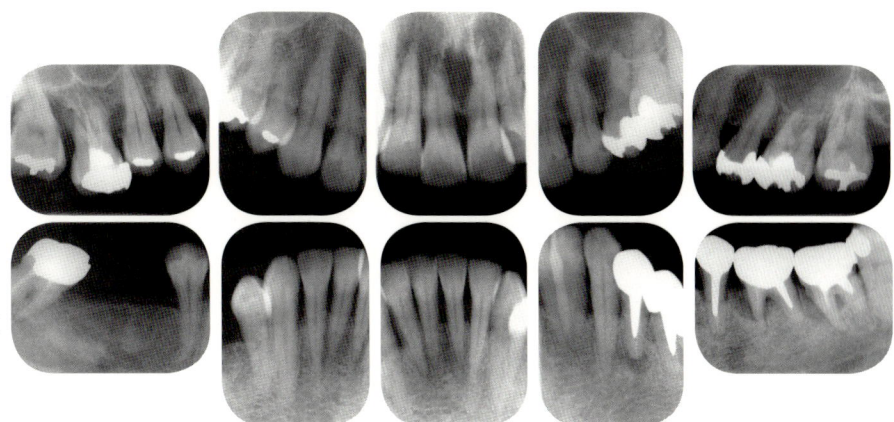

図4　資料収集時のエックス線写真（2005年4月27日）。全顎的な水平性骨吸収、7|7 |7 7 は根尖近くまで垂直性骨吸収が認められる。また、全顎的に多量の歯石沈着、|4 に根尖病巣、|2 3 遠心にう蝕が認められる。|6 は挺出し、|7 は近心傾斜している。

図5　資料収集時のプロービングチャート（2005年4月27日）。BOP率は56％と高く、4mm以上の歯周ポケットが48％も存在している。7 6 |7 |6 7 7 には根分岐部病変、臼歯には動揺がみられた。

5 通院中断

　その後、一度下顎左側臼歯部が腫れて来院されたものの、洗浄・投薬のみで、SRPの予約を取られなかったので、娘さんが帰られた頃を見計らいリコールはがきを出しました。最終来院時から約4ヵ月経っていましたが、すぐに連絡があり、|4 ― 7 からSRPを再開することになりました。

　私は再び来院が途絶えてしまわないように、SRPの必要性を理解していただくため、プリントを使い再度説明し、さらに口腔内写真を用いてSRP前後の歯肉を比較し、SRPの効果について説明しました。しかし、Yさんは「そんなに急に歯は抜けないでしょう」と楽観的。もう少し危機感を持っていただきたいと思ったのですが、最初のSRPの予後が良かったことで、かえって安心してしまったのかもしれません。

　ただ、前回のSRP後も何も問題がなかったことから、何とか続けて来院してくださり、2005年末までに残りの部位のSRPを完了し、次回年明けに再評価のところまで進めることができました。

　ところが、再評価の予約はキャンセルされ、次に来院されたのは2006年5月、|8 の腫脹がきっかけでした。しかしこのとき、私は不在でお会いすることができなかったので、私での予

Part 2 コミュニケーションに関する悩み

再評価時の口腔内

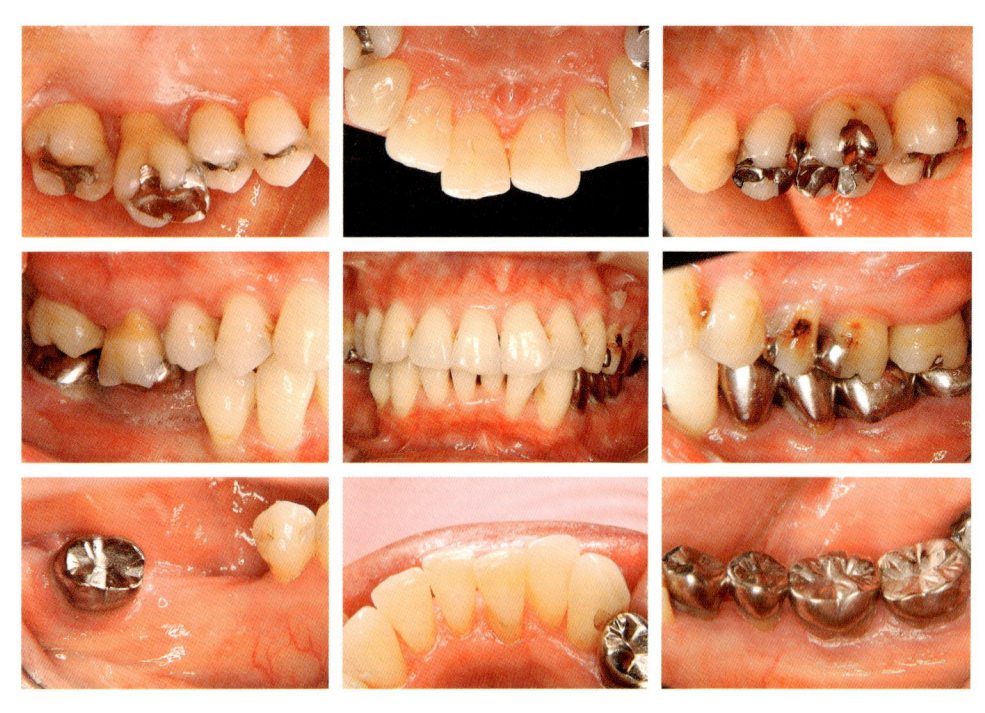

図6 再評価時の口腔内写真（2006年6月）。初診時と比較し、全体的に歯肉発赤・腫脹の改善が認められるが、プラークコントロールにはまだ改善の余地がある。

約を取り帰宅されました。

1週間後に来院されましたが、SRP終了から5ヵ月間隔が空いていたため、再評価はせずにPMTCを行いました。その後、私はここまでがんばってくださったことに対して感謝の気持ちを伝えたうえで、初診時と現在で口腔内がどのように変化・改善したのかを、きちんと説明させてほしいと、あらためて再評価の予約を取りました。

6 再評価

再評価では、プラークコントロールが徹底できていない部位もありますが、再初診時と比較して歯肉発赤・腫脹の改善が認められました。BOP率15％、4mm以上の歯周ポケットも17％まで改善しました（図6〜8）。まだ改善の余地はあるものの、ここまで良くなったのは途絶えながらもYさんが来院してくださり、セルフケアもがんばっていたからだと思い、本人にもお伝えしています。

 7│5│7 には残石が認められますが、ここは根尖近くまでの骨吸収や動揺があり、どうしてもSRPに時間がかかってしまうため、Yさんの負担にならないようメインテナンス時に除去していくことを、以前から説明していました。そして、このときもあらためて4mm以上の深い歯周ポケットについては、セルフケアだけではプラークコントロールが難しく、定期的なメインテナンスの必要性があることをお伝えしました。

7 メインテナンス

2006年9月からメインテナンスに移行し、キャンセルもなく、3ヵ月ごとに残石を除去するためのSRPや、ブラッシングの確認・再指導などを行っています。また、こうしたTBI、4mm以上の歯周ポケットの残る部位のルートプレーニングはもちろんのこと、口腔内・体調の変化の有無、悪化の前兆を見逃さないように、プロービング

通院が中断してしまう患者さんにどうアプローチすればいい？

再評価時のエックス線写真＆プロービングチャート

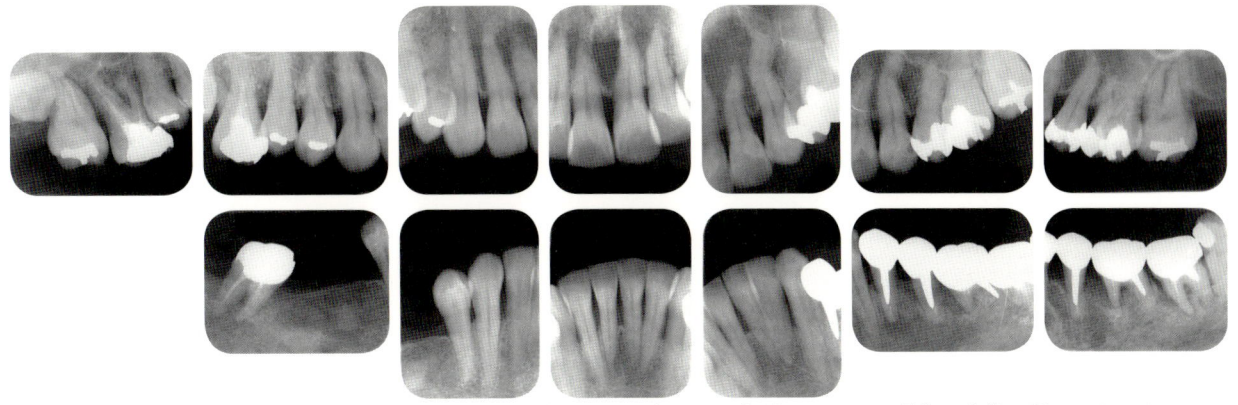

図7　再評価時のエックス線写真（2006年6月）。再初診時より1年2ヵ月経過しており、骨像の改善は認められるものの、7̲|5̲|7̲に残石が認められる。

図8　再評価時のプロービングチャート（2006年6月）。BOP率が15％、4mm以上の歯周ポケットも17％まで改善した。7̲6̲|7̲|7̲|6̲7̲に根分岐部病変が認められるが、動揺度は若干改善している。

　検査等の客観的データの記録やYさんとの会話を通じた情報収集を心がけています。

　現在は、特に自覚症状はなく、Yさん自身もブラッシングをがんばっているようです。ただ、口腔内はまだ改善の余地があることも伝えると、「最初に比べたらすごく良くなったから、このままでも十分やわと思っていた。歯医者はやはり、そんなに来たいものじゃないわ」と、笑いながらおっしゃっていました。

　歯間ブラシは、ときどき使用しているそうですが、歯間空隙が異なるため、空隙の緩い部位には両隣接面に添わせて数回ストロークし、きつくて入りにくい部位には使用しないよう指導しています。また、歯頸部のプラークコントロールにワンタフトブラシの指導も行いました。

　再評価時と比較して、最近のメインテナンス時は多少ではあるものの、プラークコントロールも改善しています（次ページ図9、10）。そのことをお伝えすると、「一生懸命きれいにしてもらっているから、家でも気をつけているのよ」とおっしゃっていただきました。内心、ブラッシング指導をもう少し強化した方が良いのでは？と、迷っていたのですが、精一杯の気持ちでメインテナンスをさせていただいてきたことが、伝わっているのだとうれしく思い、ことばで指導しなくてもTBIはできているのだと実感しました。

89

Part 2 コミュニケーションに関する悩み

メインテナンス1年めの口腔内

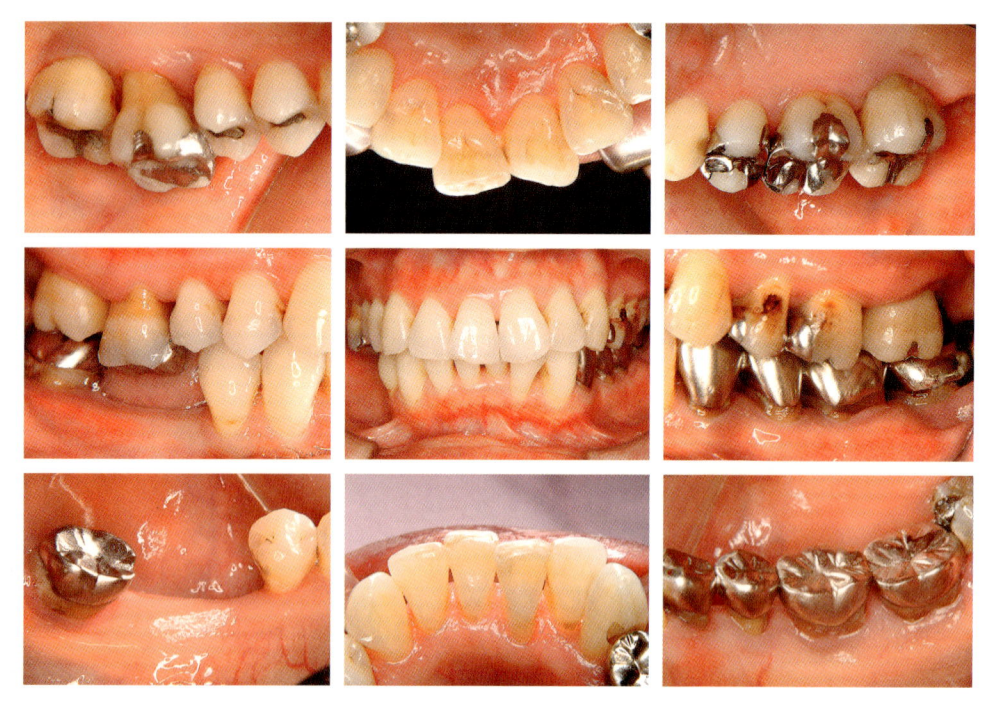

図9 メインテナンス1年めの口腔内写真(2007年5月)。臼歯部、隣接面にプラークが付着しているが、全体的には再評価時と比較しても、歯肉の発赤・腫脹の改善が認められる。

図10 メインテナンス1年めのプロービングチャート(2007年5月)。BOP率が13%、4mm以上の歯周ポケットが17%と、再評価時に比べBOP率には多少の改善が認められる。

悩みに対して私がしたこと・考えたこと

　Yさんと初めてお会いしたのは、初診から4年経ち、Yさん自身がSRPに対してあまり良くない印象を持ちつつも、何とかしたいという気持ちを抱いているときでした。私は、1度中断になってしまった経緯を考え、まず、Yさんと信頼関係を結んでいきたいと思いました。そこで、Yさんが何をもっとも気にされていて、どうしてほしいと思っているのかを聞くことから始めました。

　その後、資料収集前に$\overline{3+3}$のSRPを行ったところ、「次からも絶対、藤野さんでお願いします」と受付でおっしゃってくださったということを後で聞き、大変うれしく思うと同時に、責任の重さも感じました。しかしそうした思いから、患者さんの気持ちを考えるあまり、寄り添い過ぎて、歯科衛生士としてのリスク判断、指導に甘さがあったのではないか？　もっとアプローチの仕方があったのではないか？　とも思います。

1 セルフケア指導の甘さ

　Yさんはカルシウム拮抗剤であるノルバスク®を服用されていますが、歯肉増殖の副作用も認められず、口腔内の湿潤度も問題がなく、規則正しい食生活を送られていました。そのため、う蝕のリスクは低いと考え、セルフケアが今一つでも、積極的なブラッシング指導をしていなかったのではないかと反省しています。

2 メインテナンス間隔の設定について

　メインテナンス間隔については、リスクの高い臼歯部があることから、当初2ヵ月間隔が理想だと考えました。しかし、歯周基本治療が終わった段階でYさんは満足され、日常生活にも困っていないこと、また、歯科医院は昔から好きではないということで、強くいって来院が途絶えてしまうよりは、3ヵ月間隔でも来院してくださることを優先しています。しかし、このままでいいのか多少の迷いがあります。

今後の課題

　Yさんが今望んでいらっしゃるのは、1日でも長く現在の状態が続くことです（図9、10）。そのためには動揺もあり、深い歯周ポケットの残る臼歯部のプラークコントロールが、必要不可欠です。外科処置は望まれず、私たちも保存が難しい状態の歯に、外科処置をするのはリスクが高いと判断しました。そこで、他の方法として抗菌療法を提案しましたが、歯肉腫脹もなく食事もおいしく食べられること、また薬を飲むことに抵抗があり、現段階では承諾が得られていません。

　しかし、もう少しアプローチできるのかもしれません。たとえば、抗菌療法の利点・欠点やこれまでのデータ等を具体的かつ理論的に示すことで、Yさんも積極的に考えてくださるのではないかと思います。

　メインテナンス間隔も含め、いろいろな選択肢をデータに基づいて、納得していただけるよう説明するには、時間と勉強が必要です。そして、何よりも、患者さんに良くなってほしいという強い思いと仕事への情熱がないと、勉強もできないし、患者さんへも伝わりません。勉強するほど、患者さんとかかわるほど、歯科衛生士という仕事の奥深さややりがい、楽しさを実感しています。

　今後もYさんの気持ちに添いながら、口腔内だけでなくYさん自身の変化を見逃さないよう、技術向上はもちろんのこと、コミュニケーション力と知識も向上させていけるよう、勉強していきたいと思います。

　なお、今回YさんへのSRPは無麻酔下で行いましたが、私は普段も患者さんからの希望がない限り、深い歯周ポケットでも無麻酔で施術するようにしています。そのためか、SRP後の痛みや、知覚過敏を訴えられることはほとんどなくなりました。それができるようになったのは、長谷ますみ先生（スタディーグループ・みんとの会代表）の指導を直接受けることができたからだと心から感謝しています。また、長谷先生と知り合う機会を与えてくださった院長にも感謝したいと思います。

Part 2 コミュニケーションに関する悩み

先輩歯科衛生士からのアドバイス

担当歯科衛生士として
長谷ますみ／フリーランス
みんとの会代表

　私たち医療者側から患者さんを分析する1つの手段として、コンプライアンスということばがあります。

　きちんと医者の指示に従って来院してくださる方もいれば、困ったときだけ来院される方もいます。患者さんが医療者の指示通りに来院されない理由として、医療者サイドの説明不足や態度などの問題ももちろんありますが、ほとんどは患者さん自身を取り巻く環境やその方の過去の経験からご自分で判断されることが多いと思います。

　この患者さんの場合、藤野さんに出会うことによって、歯周基本治療を受ける気持ちになり、また状態が改善する喜びも実感されていると思います。いろいろな事情を抱え、**来院が途絶えながらも、メインテナンスに来院されているという結果**は、とてもこの患者さんの過去の経験や性格などからは予測できなかったことだと思います。まさに藤野さんが**患者さんを真摯に受け止め、誠実に対応した功績**だと思います。

　結果として、まだ良くなる余地を残しながらも患者さんのペースを守りながらメインテナンスできていることはとてもすばらしいことで、悩む必要などはないと思いますよ。ただ、藤野さんがもっと勉強したり、臨床経験を積むことでことばの重みが増す可能性があります。ご自分で答えがみえておられるので、がんばって邁進してください。

　患者さんは藤野さんに絶対的な信頼をおいていらっしゃいます。藤野さんも患者さんが、藤野さんのことばを前向きに促えてくださる日が来ることを信じて待っていてあげてください。それが「あのときやっておけば……」と後悔する結果になるかもしれませんが、患者さんはきっと感謝されると思います。**ひたすら見守る臨床も、ときには必要である**ことを藤野さん自身も受け止めてくださいね。

その後の経過～今思うこと～

本欄は、月刊『歯科衛生士』掲載以降に新たに執筆した内容です。

　その後、一度 |8 の急発で来院され次回抜歯となったのですが、症状が治まったということで経過観察を希望されました。そして、メインテナンスで来院されたとき、あらためてお話をうかがい説明させていただくと、あれほど抜歯は嫌だとおっしゃっていたYさんから「抜いてください」といわれ、2008年1月に |8 の抜歯を行いました。その後の経過も問題なく、3～4ヵ月の間隔でメインテナンスに来院されています。

　この方を担当させていただき、いろいろなことを学ばせていただきました。ともすれば、結果が予測できるだけにこちらの意見をとおそうとしがちですが、患者さん自身がどうするのかを決められるまで、"見守りながら待つ"ことが大切で、それが、今後の患者さん自身のQOL向上につながっていくのだと実感しています。

92

CASE 10

私の悩みを聞いてください！

年配の患者さんとのコミュニケーションが難しい！

松岡順子、荒井郷子／深井歯科医院

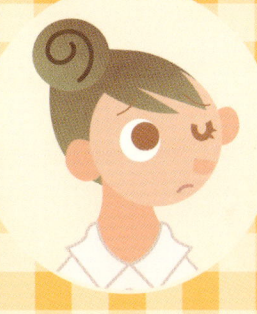

　私たちは、深井歯科医院に勤務する8年め（松岡順子）と12年め（荒井郷子）になる歯科衛生士です。これまで、年齢も性別も生活環境も異なる多くの患者さんに接してきました。その中で、ときに日常の歯科衛生士業務を行ううえで大切なコミュニケーションがどうしても難しいと感じてしまう患者さんに出会うことがあります。

　そこで、今回はこうした患者さんに対して、当院で行っているコミュニケーションの改善方法についてお話したいと思います。そして、それにより患者さんとのコミュニケーションがどのように変化してきたのか、その経過について症例を挙げながら説明させていただきます。

Part 2　コミュニケーションに関する悩み

私の悩み～年配の患者さんとのコミュニケーションについて～

これまで、治療に対して不安・不信感が強い方や、自己主張が強く歯科衛生士の説明になかなか耳を傾けてくれない方などに対して、どのようにコミュニケーションをとったらよいのかわからなくなってしまう場合がありました。これらは、性別では男性よりも女性、年齢では50～60歳台の年配の患者さんに多いように感じます。特に、年配の患者さんに対しては、どうアプローチすべきか戸惑うことが多くあります。

患者さんとのコミュニケーションにおける難しさの理由はさまざまですが、歯科衛生士として患者さんに接する以上、なんとか解決していかなければならない課題です。そこで、私たちなりに臨床経験を積む中で、この課題を解決するための糸口をいくつかみつけてきました。

そのきっかけとなったのが、当院で行っている「歯科保健指導のための症例検討会」における院長のアドバイスやスタッフからの意見、自分たちで勉強してきた会話分析[1]や交流分析[2]などです。以下に、その詳細について紹介します。

悩みに対して私がしたこと・考えたこと

1 歯科保健指導のための症例検討会

当院には、毎月1回「歯科保健指導のための症例検討会」という機会があります。これは、歯科保健指導（非担当制）を行った際の対応が難しく、自分だけではどうも解決できそうにないと思われる患者さん、あるいは自分なりにくふうして対応してみたら良い結果が得られた患者さんについて報告し、院長をはじめスタッフ全員で検討し合うものです。

症例検討会では、当院所定の記録用紙にしたがって報告します（図1）。この記録用紙に記入するだけでも、1人の患者さんの経過や今までの対応の中で何が悪くてつまずいていたのかを自分なりに見直すことができます。

また、この検討会はスタッフ全員が参加して行うため、歯科医師や受付など別の立場や経験のある人からの意見を聞くことができます。そのため、自分では見落としていた問題点や思わぬところに原因があることを知る良い機会になっていて、その後の対応の改善に役立っています。

さらに、歯科保健指導をしているときに、ある患者さんに対して難しさや苦手意識を感じてしまう原因について、過去に症例検討会で取り上げた症例報告をもとに、その傾向をまとめてみました[3]。

対象者は2～71歳の患者さん58名（男性23名、女性35名）で、調査期間は2000年4月～2005年3月の5年間としました。その結果、年齢は0～29歳と40～59歳が全体の75％を占めていました（図2）。性別では、女性の占める割合が60.3％と多く、日常の臨床で私たちが感じていた予想とほぼ一致した結果となりました（図3）。

また、歯科保健指導の場面で「苦手」と感じた要因は、次の4つに分類できました（図4）。
①身体的要因（全身状態）：12.1％
②身体的要因（口腔内状態）：62.1％
③心理的要因：60.3％
④社会的要因：17.2％

①身体的要因（全身状態）は、脳卒中後の片麻痺など全身状態にかかわるケースで、②身体的要因（口腔内状態）は、開口障害や強い嘔吐反射などによるケースとしました。身体的要因については、歯科保健指導を行うときに特別な配慮が必要になるため、歯科衛生士自身の経験や技術不足が対応に難しさを感じる大きな

年配の患者さんとのコミュニケーションが難しい！

当院で使用している症例評価票

カンファレンス日	年　月　日（　）　担当歯科衛生士
患者情報	番号　　　氏名　　　　　　歳　男、女
居住地	三郷市、吉川市、埼玉県内、千葉県内、東京都内、その他（　　　）
職業 タイプ（性格分類）	主婦、
受診の記録	◆当院を初めて受診した日　◆その時の主訴 ◆現在までの受診経過
現在 （初診時の状況）	◆初診日　　　　　　◆その時の主訴 ◆口腔内状況　DMFT　CPI　PCR　BI 　　　　　　　自覚症状 ◆口腔保健行動　就寝前の歯磨き Y N　歯磨剤 Y N 　　　　　　　歯間ブラシ Y N　デンタルフロス Y N 　　　　　　　定期歯科健診受診（当院）Y N 　　　　　　　間食 Y N ◆生活習慣　喫煙 Y N　薬剤服用 Y N（具体的に　　　） ◆その他の特記事項
問題点 （認識、行動、環境）	
解決策	
保健指導の記録 （CPI、PCR）	

図1　当院の「歯科保健指導のための症例検討会」で使用している症例評価票（Y：YES、N：NO）。

苦手意識を感じた患者さんの年齢構成

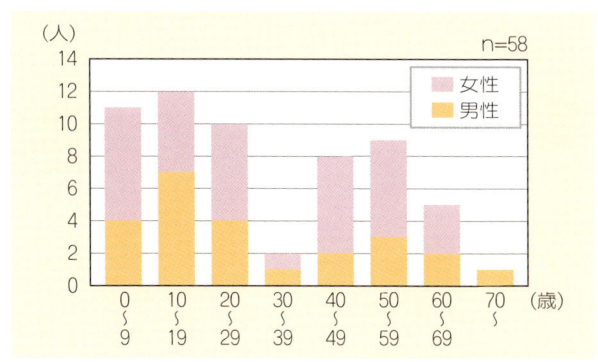

図2　歯科保健指導時に苦手意識を感じた患者さんの年齢構成。0～29歳、40～59歳が全体の75％を占めていた。

苦手意識を感じた患者さんの男女比

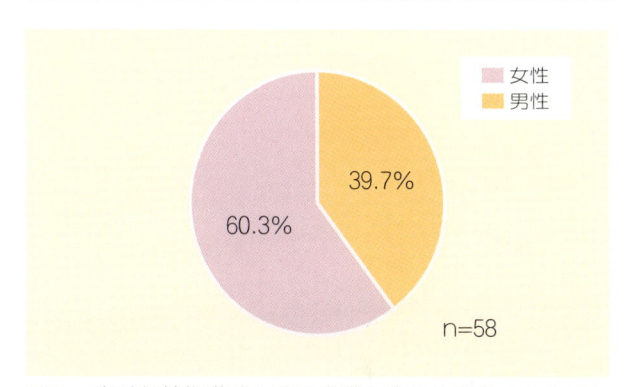

図3　歯科保健指導時に苦手意識を感じた患者さんの男女比。半数以上を女性が占めていた。

患者さんに対して苦手意識を感じた要因

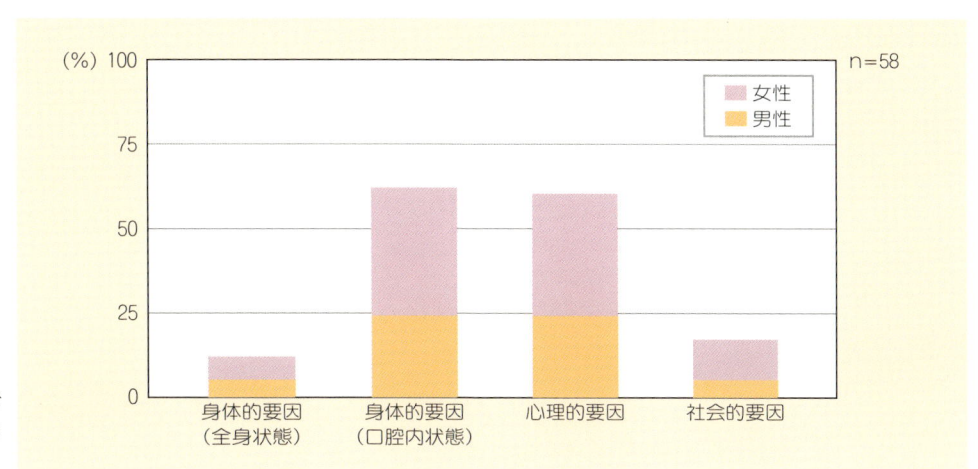

図4　歯科保健指導時に患者さんに対して苦手意識を感じた要因。

Part 2 コミュニケーションに関する悩み

会話分析の表記記号

表1　会話分析の表記記号（参考文献4より引用）

記　号	意　味
[[	同時に開始された発話
[または //	同時に開始していないが、発話が途中で重複した場合の重複の始まり
]	重複している発話が重複を終えた場所
=	前の発話の終わりと次の発話の開始との間に間隔がない場合
（数字）	（）内の数字は、発話の流れの中で沈黙、休止、途切れの間隔を10分の1秒単位で表わす
（・）	10分の1秒そこそこのごく短い間合い
（（途切れ））	長すぎて時間化できない間隔が、話し手の順番の間で起きた場合
（（休止））	長すぎて時間化できない間隔が、話し手の話の途中で起きた場合
：	前の音が引き延ばされていること
：：	連続したコロンは、さらに引き延ばされていることを示す
―	前のことばや音の分断（目につく突然の終止）
。	句読下降音調を示す
、	継続的抑揚。たとえば、列挙する項目の後にみられるような、一種の下降もしくは上昇音調曲線
?	上昇音調。または「？、」の組み合わせは、「？。」の組み合わせより弱い上昇音調を示す
↑	イントネーションの著しい上昇推移。上昇の直前の文字に示す
↓	イントネーションの著しい下降推移。下降の直前の文字に示す
！	躍動的な音調
太文字（傍点）	強調を示す。文字が大きければ、それだけ強調も強まる
太文字	音量が増したことも示す
傍点と：	単語の音調の変化（無変化）を示す （1）強調されている音調に変化がない場合、コロンを含め強調記号を強調された文字に置く （2）下降音調を示す場合、コロンの直前の文字に傍点を打つ。この場合、コロンに傍点は打たない （3）上昇音調を示す場合、傍点をコロンの箇所に打つ
○	明らかに低い音で話された発話の推移を示すために使われ、その発話の始まりと終わりに置く
hまたはhh	吸気を示す
・hまたは・hh	呼気を示す
(h)または(hh)	笑い、息切れ、呻きの中でのような破裂気音
（用語を記入）	表記者の疑問、不確かなもの、さまざまな可能性を（）内に示す
（（　　））	簡単には綴れない発声や会話場面の細部、トークの特徴をことばで描写する 例：（（鼻をすする））、（（電話が鳴る））、（（ひそひそと））など
表記の左余白の ↓や・	表記の特定の箇所に読者の注意を喚起するために用いる 筆者は、会話分析をした会話が含まれている文章を読んでいる読者に注意を喚起する
・・・・・・・・	垂直的省略。同一の話し手の発話の一部が省かれている
・・	水平的省略。間にあった発話が省かれている。例：⑫・・⑲
行もしくは 発話箇所の数字	表記中の数字は、便宜や指示を考え恣意的にふられたものである。行数字は、ターンや発話の時間や数を計ったものではない。発話の間での沈黙にも数字がふられる

年配の患者さんとのコミュニケーションが難しい！

交流パターン分析

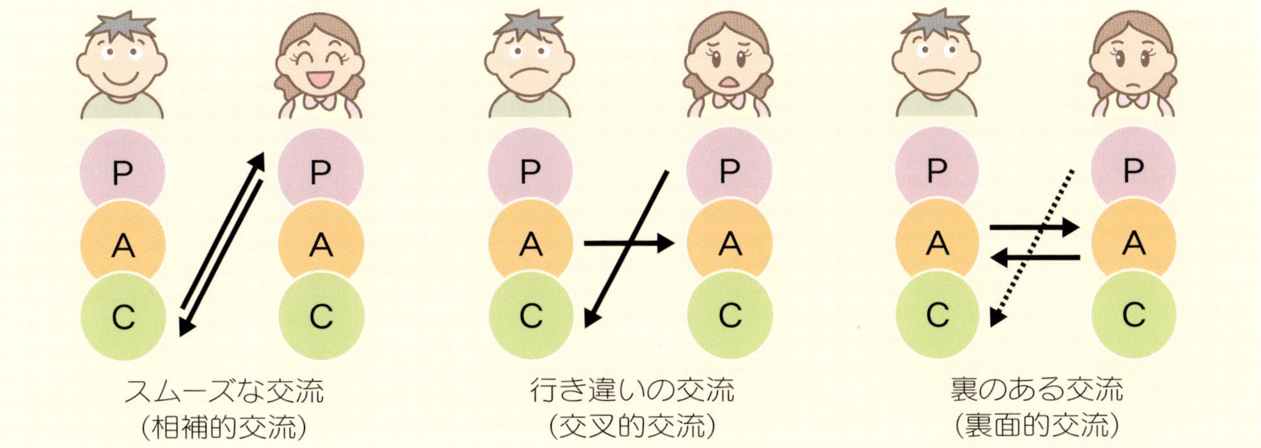

図5 交流パターン分析。

スムーズな交流（相補的交流）／行き違いの交流（交叉的交流）／裏のある交流（裏面的交流）

原因になっていたことが考えられます。

　③心理的要因には、不安が強い、歯科衛生士の話をなかなか聞いてくれない、あきらめてしまっている、といったケースです。この心理面では、事前に予定されている処置についてよく説明をする、あるいは不安が強ければその原因を知ろうとするといった場面で患者さんとのコミュニケーションのとり方の良し悪しが、その後の対応の難しさと関係しているように思われます。

　④社会的要因は、子どもの育児環境やその家族のケアに対する態度に関係するケースになります。つまり、患者さんの家族や職場の同僚などの周囲の人たちが、患者さん本人の健康に関係する行動に影響を及ぼすことがあり、その場合の対応の難しさです。

　このように分類してみると、私たちが対応に難しさを感じる原因は、患者さんの性格などの心理的傾向だけではないことがわかりました。

2 会話分析と交流分析

　私たちは院内全体で、以前から会話分析と交流分析について学んでいます。これは「自分ではよく患者さんの話を聴いているつもりでも、本当に患者さんが伝えようとしていることをすべて聴けているのかな？」と疑問に思い、解決の糸口を見つけようと取り組み始めたものです。

（1）会話分析

　会話分析（conversation analysis：CA）は、1950年代にアメリカの社会学から生まれたものです[4]。会話を会話分析の表記記号（表1）を使いながら文字で再現し、会話がどのように交わされ、その順序はどうだったのかを分析していくものです。記録方法としては、テープレコーダーやビデオテープを利用する方法と、会話の後に本人が思い出せる範囲で記録する方法があります。

　実際に、歯科保健指導の場面で患者さんとお話したことを思い出せる範囲で書き出してみると、診療中には自覚していなかった自分たちの配慮不足や対応の問題点をゆっくり見直すことができました。また、歯科衛生士と患者さんとの会話を表記記号を用いて記録することで、そのやりとりの場面を後で他のスタッフと共有することもできます。さらに、院長から歯科医師という立場の意見をいただくことで、自分たち歯科衛生士とは違う視点の置き方を学べ、その後の臨床に活かせています[5]。

（2）交流分析

　一方、交流分析（transactional analysis：TA）は、1957年にアメリカの精神科医エリック・バーン（Eric Berne）が考案した簡単な精神分析法です。その中に、コミュニケーションの交流パターンを分析する「交流パターン分析」があります。

　これは、心のはたらきを親の心（P：parent）、大人の心（A：adult）、子どもの心（C：child）の3つに分けて、P、A、Cと記号化します。そして、この記号を使って医療者と患者さんのコミュニケーションパター

Part 2 コミュニケーションに関する悩み

症例1：歯科衛生士がMさんに威圧感を感じていた頃

図6-a

① Mさん(0.5)今日歯ブラシはお持ちですか：

② ((歯ブラシを))持ってきても使わないことがあるでしょ(2.0)使わないのは((自分の))歯磨きがよくできているからだと思って(0.5)((歯ブラシを))持ってくるのをやめた(2.0)それに：待合室の本のとおりにやっているので(0.5)((歯磨きの方法を))教わらなくても大丈夫です

③ はい((途切れ))

図6-b

行き違いの交流（交叉的交流）

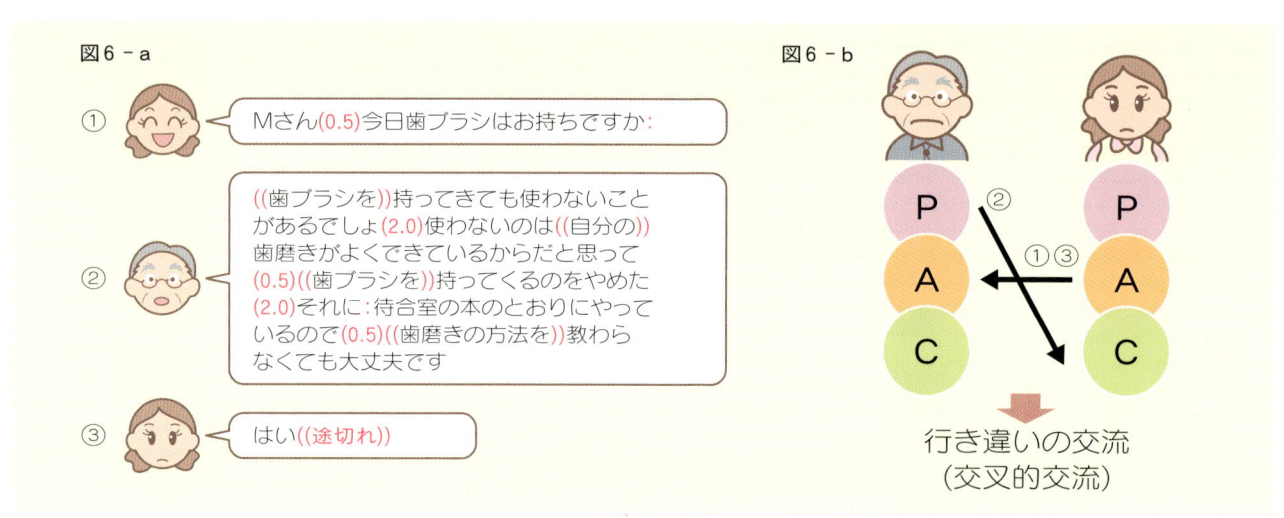

図6 歯科衛生士がMさんに威圧感を感じていた頃(2002年)の会話・交流分析。行き違いの交流になっている。

症例1：歯科衛生士がMさんに威圧感を感じなくなった頃

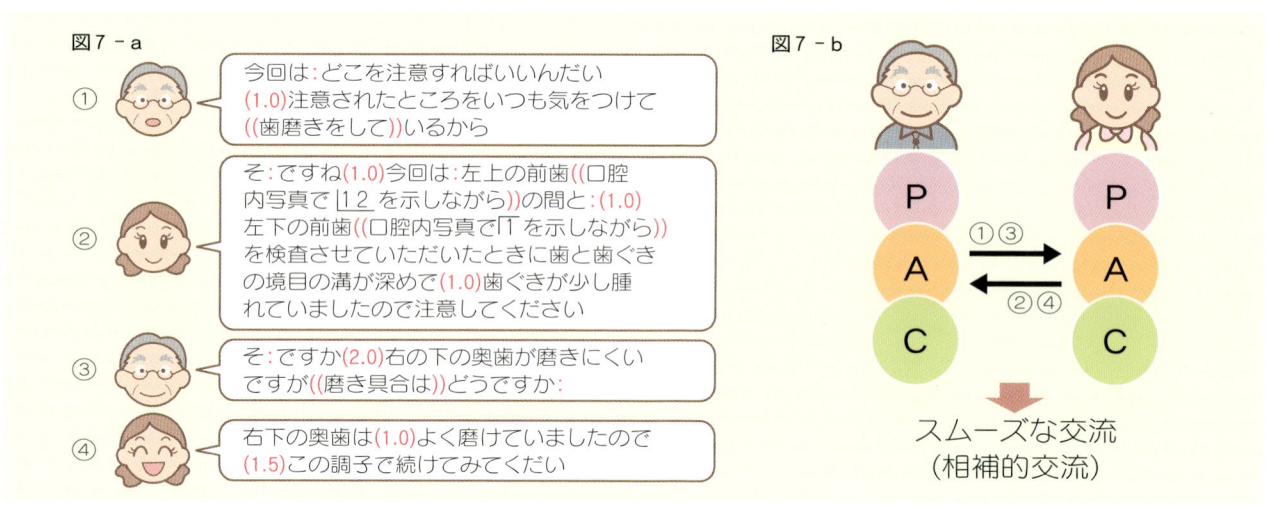

図7-a

① 今回は：どこを注意すればいいんだい(1.0)注意されたところをいつも気をつけて((歯磨きをして))いるから

② そ：ですね(1.0)今回は：左上の前歯((口腔内写真で|1 2|を示しながら))の間と：(1.0)左下の前歯((口腔内写真で「1」を示しながら))を検査させていただいたときに歯と歯ぐきの境目の溝が深めで(1.0)歯ぐきが少し腫れていましたので注意してください

③ そ：ですか(2.0)右の下の奥歯が磨きにくいですが((磨き具合は))どうですか：

④ 右下の奥歯は(1.0)よく磨けていましたので(1.5)この調子で続けてみてください

図7-b

スムーズな交流（相補的交流）

図7 歯科衛生士がMさんに威圧感を感じなくなった頃(2005年)の会話・交流分析。スムーズな交流になっている。

ンを、

- ●スムーズな交流（相補的交流）
- ●行き違いの交流（交叉的交流）
- ●裏のある交流（裏面的交流）

の3つに分けて分析する方法です（前ページ図5）[6]。

スムーズな交流（相補的交流）は、自分が発信したメッセージに対して、期待どおりの反応が相手から返ってくる交流のことです。行き違いの交流（交叉的交流）は、相手に発信したことばに対して予想外の反応が返ってきたり、あるいは自分が相手の気持ちを裏切るような反応をしてしまったりするときの交流です。そして裏のある交流（裏面的交流）は、表面では一見合理的なメッセージを発信しているようにみえますが、その裏に異なった目的や気持ちが隠れているような交流です。

この交流パターン分析により、どこで患者さんと行き違い、あるいは患者さんのことばの裏にある影の声を聞き逃していたのかといったことに気づくきっかけが得られます。

＊ ＊ ＊

続いて、これらを活用すること

年配の患者さんとのコミュニケーションが難しい！

症例1：初診時データ

患　者：60歳・男性
初診日：2001年7月
職　業：会社員
主　訴：7⏋の疼痛
口腔内所見：残存歯数28、DMFT 7、CPI 最大値3、Bleeding Index（BI）67.9％
既往歴：なし
喫　煙：なし
口腔保健行動：1日3回の歯磨きに加え、2002年より歯間ブラシを併用するようになったが、毎回使用するのは難しいとお話があったため、歯間ブラシの併用は1日1回でよいことをお話した。現在も、継続中。待合室に置いてある本を読んで、自分なりに磨き方をくふうされている。2002年より定期健診を継続的に受診。

で、患者さんとのコミュニケーションに変化がみられた症例を紹介していきます。

■ 症例1：話し方に威圧感を感じてしまう患者さん

患者さん（Mさん）は、2001年7月に7⏋の疼痛を主訴に来院された60歳の男性です。Mさんは、はきはきとした話し方で自分の意見をはっきり伝え、来院当初から治療のために歯を形成すれば「なぜ今削ったのか？」「今何をしたのか？」とひとつひとつの処置に対する説明を求める方でした。質問は、院長にはあまりせず、そばにいる歯科衛生士に聞くことが多かったです。

当院では、治療の合い間にブラッシング指導を行うため、患者さんには毎回歯ブラシを持参していただいているのですが、治療内容によっては、指導をせずにその日の処置が終わってしまう場合があります。こうした際のMさんとの会話を図6-aに示しました（会話分析の記号で表記）[4]。

まず、せっかく持参した歯ブラシを使わずに終わらせてしまっていたスタッフ側の対応に1つ問題があります。そのうえ、「待合室の本のとおりにやっているので、（歯磨きの方法を）教わらなくても大丈夫です」と強い口調できっぱりといわれたため、ひるんでしまい返すことばがみつかりませんでした。この場面を交流パターン分析でみると、「行き違いの交流（交叉的交流）」になっており、威圧感を感じた1つの原因と考えられます（図6-b）。

その後、2005年に「歯科保健指導のための症例検討会」の症例として話題提供し、Mさんの話し方に威圧感を感じてしまうことをスタッフ全員に話しました。すると、他のスタッフの中にも同じように感じていた人がいることがわかり、悩んでいたのは自分だけではないと、少し気が楽になりました。

一方で、威圧感を感じない人もおり、頭からMさんのことを「威圧感があって怖い人」と思い込んでいた自分に気づきました。一度思い込んでしまうと、無意識にそれが行動に出てしまうものです。この思い込みがコミュニケーションをさらに難しくしていたのではないかと考えるようになりました。

現在もMさんは継続的に定期健診を受診され、比較的安定した口腔内状態を保っています。そのせいもあるのでしょうか、図7-aのような会話に変化してきました。交流パターン分析でみると、「スムーズな交流（相補的交流）」になっています（図7-b）。

また、これまでの反応からMさんは、現状やそれに必要な対処法についてはあいまいではなく、理由まではっきりと説明することを歯科衛生士に期待していることがわかってきました。今では「3ヵ月後にまた会えたらよろしく。結婚していなくなってしまうこともあるだろう」というような話までされるようになり、Mさんの別の一面を知って和やかに会話ができるようになってきています。

Part 2　コミュニケーションに関する悩み

症例2：歯科衛生士がKさんは説明をよく聞いていると思っていた頃

図8-a

① ((手鏡を渡しながら))Kさん右下の奥歯の内側を見てください(1.0)歯と歯の間にまだプラークが残っているのがわかりますか：

② え：なるほど(1.0)確かに残ってますね：(1.0)私の((歯ブラシの))当て方が悪くて磨けていないんですね：(2.0)ここはどうしたらいいでしょう：

図8-b

スムーズな交流（相補的交流）と思っていた

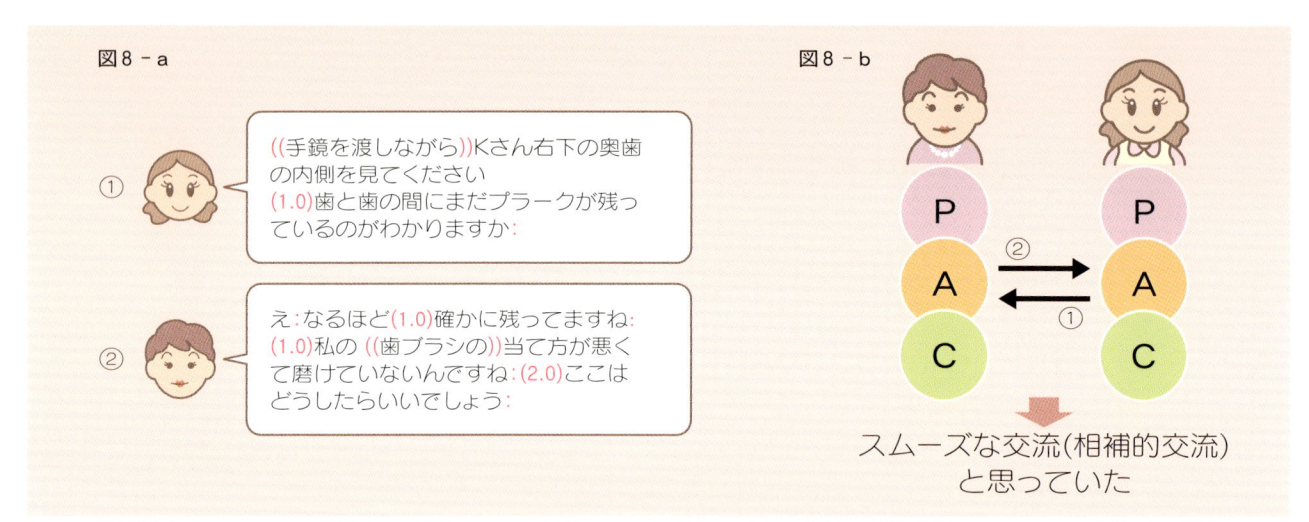

図8　歯科衛生士がKさんは説明をよく聞いていると思っていた頃（2001年）の会話・交流分析。スムーズな交流だと勘違いしていた。

症例2：歯科衛生士がKさんの本心に気づいた頃

図9-a

① Kさん(1.0)前回よりもよく歯ブラシが当たるようになってきているのですが(1.0)いつも磨き残しやすい場所がありますので：この合わせ鏡を使って磨き残しがないかどうか(1.0)確認するようにしていただけませんか：

② ((合わせ鏡を手にとって))あ：こんな便利なものがあるんですねえ：(2.0)・hh((ため息をつく))

③ 自分なりにやってはみたけれど：↓もう疲れてきてしまったわ：

図9-b

裏のある交流（裏面的交流）

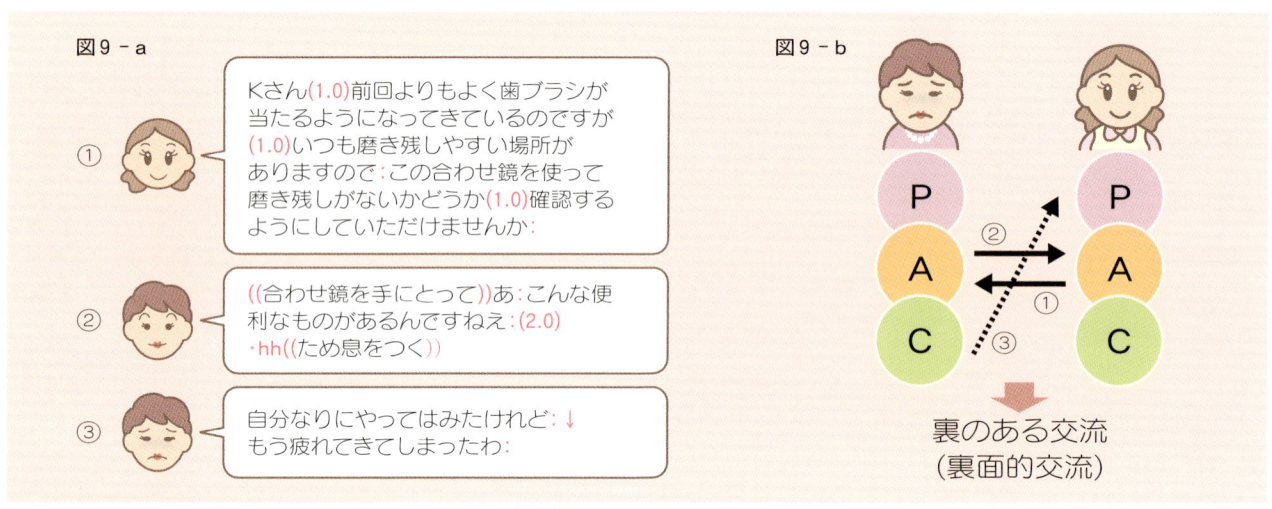

図9　Kさんがよく説明を聞いているというのは、歯科衛生士の思い込みだったことにあらためて気づいたとき（2003年）の会話・交流分析。裏のある交流になっている。

◢ 症例2：説明を聞いているようで聞いていない患者さん

患者さん（Kさん）は、1998年8月に $\overline{8}$ のインレー脱離を主訴に来院された46歳の女性です。その後、2000年1月より継続的に定期健診を受診され、現在に至っています。

Kさんは、電話関係の仕事をされており、明るくて人あたりがよくとても話しやすい方です。来院当初から、下顎右側と上顎左側の臼歯部の舌側歯頸部にプラーク付着が目立ち、繰り返しブラッシング指導を行ってきました。Kさんからも「ここはどう磨いたらいいでしょう？」と質問があり、説明を熱心に聞こうとしているようにうかがえました（図8-a）。

しかし、通院中は徐々に口腔清掃状態が改善していくのですが、一度

年配の患者さんとのコミュニケーションが難しい！

症例2：初診時データ

患　者：46歳・女性
初診日：1998年8月
職　業：会社員（電話関係）
主　訴：8⏊のインレー脱離
口腔内所見：残存歯数29、DMFT 19
既往歴：花粉症
喫　煙：なし
口腔保健行動：歯磨き習慣は、歯ブラシに加えて2001年から下顎右側臼歯部のみワンタフトブラシを併用するようになる。2002年には、さらに歯間ブラシも併用し、フッ化物洗口（オラブリス®：昭和薬品化工）も開始する。2003年に下顎右側臼歯部の舌側歯頸部のプラーク付着がなかなか改善されないため、デンタルミラー（プロスペック：GC）で磨き残しがないかどうか確認しながら歯磨きをしてもらうようになる。花粉症の時期になると、のど飴を常時口にしていることが多い。2000年より定期健診を継続的に受診。

治癒し治療が終了すると、また清掃状態が後戻りしてしまいます。そのため、2001年頃からワンタフトブラシをはじめ、歯間ブラシ、フッ化物洗口などを併用していただき、Kさんが良好な口腔清掃状態を保てるようにお手伝いしてきたつもりでした。

それでも、思うようにKさんの口腔清掃状態が改善されないので、2002年6月に症例検討会の症例として取り上げたところ、院長のコメントから「説明を聞いているようで聞いていないタイプ」の患者さんなのだということがわかりました。

よく考えてみると、数年前から口腔内写真で歯肉の状態を何度も説明してきたにもかかわらず、「自分の歯ぐきの写真を見たとき、普段見えないところが見えたので勉強になりました」と、まるで、初めて見たかのような感想を述べられるなど、実は説明をあまり聞いていなかったのではないかと思うような反応がありました。

しかし、私たちはKさんがよく聞いていると思い込んでいたので、その矛盾になかなか気づかず「よく説明できた」と自己満足に陥っていたことがわかりました。そのため、自分の思い込みに気づくまで、Kさんとの会話にはあまり難しさを感じていませんでした（図8-b）。

それから約半年後、やはり同じような部位に磨き残しがあるため、合わせ鏡を使って残り具合を確認していただこうと思い、説明したときのことです（図9-a）。Kさんが合わせ鏡を手に取って「こんな便利なものがあるんですねえ」といった後に、静かにため息をついているようすを見てはっとしました。Kさんの表向きのことばの裏には、ブラッシング指導でいろいろと指摘されることによる疲れがあることに気づいたからです。

交流パターン分析でいえば「スムーズな交流（相補的交流）」と思っていたものが、実は「裏のある交流（裏面的交流）」だったことになります（図9-b）。いつも笑顔のKさんの内面にある気持ちを十分に読み取れていなかったことに気づき[7]、コミュニケーションの難しさをあらためて感じました。

それ以来、指導のポイントをできるだけ絞るようにし、指導内容を後で読み返せるように紙面に書いて手渡しています。現在、Kさんの口腔清掃状態は、年単位ですが少しずつ改善してきています。口腔清掃状態の早期改善を求めたことがKさんの負担となり、それが説明を聞き入れられないことにつながってしまったのかもしれません。ときには、自分たちの予想よりはるかにゆっくりとしたペースで、患者さんの行動に変化がみられることもあるのだということをこの症例から学びました。

Part 2 コミュニケーションに関する悩み

今後の課題

　年配の患者さんとのコミュニケーションの難しさは、今回お話した解決法だけですべてが解決するわけではないと思いますが、現時点までにわかったことをまとめてみると、次のようになります。

①難しく感じる原因がわかれば、その難しさは半減する

②コミュニケーションにかかわる難しさは、歯科衛生士の思い込み、配慮不足、ちょっとしたサインの見落とし、経験や技術不足によるものなど、1つに限らない

③ときには自分の対応や患者さんの変化を客観的に捉えてみる

④他人の意見を参考にする

　④については、スタッフに話すことで、自分では解決できなかった問題点に対して視点を変えるきっかけを得られたり、「こう対応してみては？」と次のアプローチに対して、スタッフ全員が同じ方向性をもてたことに助けられました。

　患者さんが歯科衛生士に期待することは、受診回数や年齢を重ねるにつれ変化していきます[8]。また、満足は期待の裏返しであるため、患者さんは期待するレベルのサービスが受けられなかった場合、不満が残り、やがて受診そのものを敬遠してしまうという心理が考えられます[9,10]。その変化にしっかり対応していくためには、患者さんが何を望んでいるのかをよく理解し、その人に合わせた対応ができるように自分たちも日々成長していかなければなりません。

　そして、今の段階ではまだ気づいていない問題点を早く見つけて解決していくことが、今後の課題です。そのためには、1人で悩まず、疑問を放置せず、まずはできるところから行動してみることが大切なのではないかと思います。

その後の経過〜今思うこと〜

本欄は、月刊『歯科衛生士』掲載以降に新たに執筆した内容です。

　Mさんは、2006年7月に他県に引っ越されましたが、その後も3ヵ月ごとに定期健診を受診されています。その際、Mさんからは「今回は、どこを注意すればいいのか」といった質問がみられるようになりました。そのつど理由まで説明し、書面でお渡ししています。以前のような威圧感はまったくなくなりました。

　一方Kさんは、ポイントを絞った口腔清掃指導を現在も継続し、少しずつ口腔清掃状態が改善してきました。

　今後は、患者さんの年齢や全身疾患と口腔との関係、噛み癖などの咀嚼の変化などを考慮した保健指導が課題です。患者さんが自分で達成可能な目標を立て、それに沿った支援を行えるように心がけていきたいと思います。

参考文献

1. 深井穫博. 医療におけるコミュニケーションの評価 第2回会話分析―患者はどのように医療者の説明を理解し医療に参加していくのか―. the Quintessence 2006；25(9)：183-189.
2. 深井穫博.「交流分析」再考〜よりよいコミュニケーションのために〜. 歯科衛生士 2000；24(9)：38-47.
3. 松岡順子, 荒井郷子, 深井穫博. 患者とのコミュニケーションにおける歯科衛生士の認識. ヘルスサイエンス・ヘルスケア 2005；5(1)：77-81.
4. Psathas G(原著), 北沢 裕, 小松栄一(翻訳). CONVERSATION ANALYSIS 会話分析の手法. 東京：マルジュ社, 1998；155-174.
5. 松岡順子, 圓山美智子, 深井穫博. 歯科保健指導における会話分析の有用性. ヘルスサイエンス・ヘルスケア 2003；3(1)：45-49.
6. 杉田峰康. 交流分析のすすめ. 東京：日本文化科学社, 1999；6-76.
7. Ekman P, Rosenberg EL(eds). What the face reveals:basic and applied studies of spontaneous expression using the facial action coding system(FACS). USA:Oxford University Press, 2005；201-238.
8. Goedhart H, Eijkman MA, ter Horst G. Quality of dental care:the view of regular attenders. Community Dent Oral Epidemiol 1996；24(1)：28-31.
9. Newsome PR, Wright GH. A review of patient satisfaction：1. Concepts of satisfaction. Br Dent J 1999；186(4)：161-165.
10. Zeithaml VA, Bitner M. Services marketing. New York：McGraw-Hill, 1996；59-82.

CASE 11

私の悩みを聞いてください！

喫煙患者さんへのアプローチって難しい！

都丸香織／あすなろ歯科

【アドバイス】
浜端町子／丸山歯科医院

　私は、群馬県前橋市にあるあすなろ歯科に勤務する2年めの歯科衛生士です。周りは畑が多いのどかな地域にあります。当院は開業して5年めを迎え、予防を中心とし「一生自分の歯で食べるための手助けを」を医院理念に掲げ、日々臨床に取り組んでいます。

　当院の治療の流れは、まず初診カウンセリングを行い、患者さんの不安を少しでも軽減できるようにしています。その後、口腔内診査、口腔内写真およびパノラマエックス線写真撮影、歯周検査を行います。痛みがある患者さんに関しては応急処置を行い、歯周基本治療へと移行し、終了後にう蝕処置を行います。

　まだ、2年めではありますが担当患者さんは200人くらいになりました。日々いろいろな患者さんに接する中で、特に頭を悩まされるのが喫煙についてです。今回は、喫煙者の患者さんをとおし考えたこと、また今後の対応について整理したいと思います。

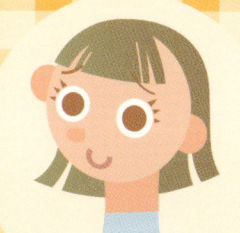

Part 2 コミュニケーションに関する悩み

初診時データ

患　者：30歳・男性
初診日：2006年12月
主　訴：歯石とたばこのヤニが気になる。クリーニング希望。痛みなどはない（奥様にすすめられ来院）
口腔内所見：全顎的に炎症が強く発赤がみられ、深いところでは5～8mmの歯周ポケットあり
エックス線写真所見：臼歯部に骨吸収あり、中等度歯周炎と診断
既往歴：なし
喫　煙：15歳から1日15本程度

初診時の口腔内

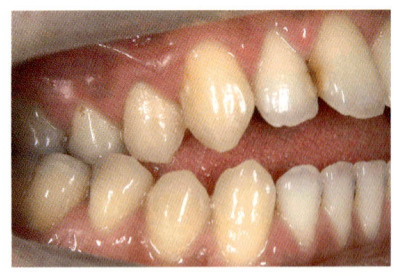

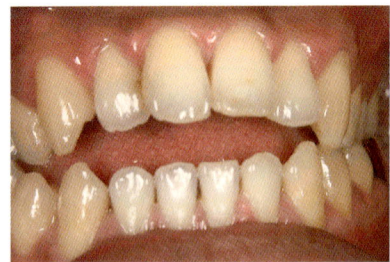

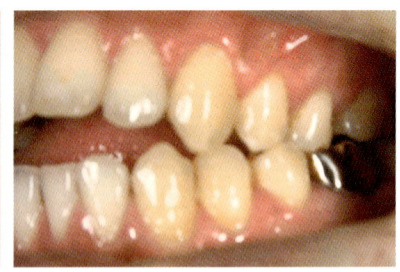

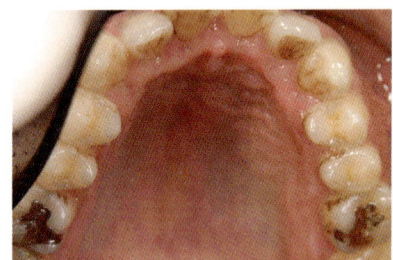

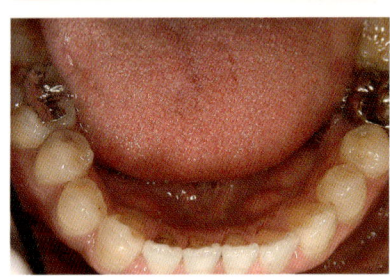

図1　初診時の口腔内写真（2006年12月）。開口であり、全体的に歯肉の腫脹がみられる。

私の悩み～喫煙者への対応について～

1 初診時

患者さんは2006年12月に来院された30歳の男性で、主訴はクリーニングでした。患者さんには奥さんと6歳と2歳になる娘さんがいます。今回のクリーニングも患者さんの希望というよりも、奥さんにすすめられての来院でした。そのため、あまり口腔内に対して関心がなく予防に対する意識などはほとんどありませんでした。ご本人も自分はう蝕がなく歯には困ったことがないとおっしゃっていました。確かに、治療箇所は少なくう蝕は認められませんでした。

しかし、歯周検査をして驚きました。まだ30歳という年齢の割に、全顎的に歯周ポケットが5mmから深いところでは7～8mmありました。また、全顎的に炎症が強く出血が認められました。発赤はそれほどありませんでしたが、歯肉の腫脹はところどころにみられ、特に上顎前歯部口蓋側に認められました。ただ、歯周ポケットは深いものの、歯肉縁上・縁下ともに歯石はほとんどありませんでした（図1、2）。

そして咬合状態は、口腔内写真からわかるように開口でした。噛んでいるのは左右ともに小臼歯からで、パノラマエックス線写真からは臼歯部の骨吸収

104

初診時のプロービングチャート＆エックス線写真

図2　初診時のプロービングチャート（2006年12月）。全顎的に深い歯周ポケットおよび炎症がうかがえる。特に 3│遠心では8mmあった。

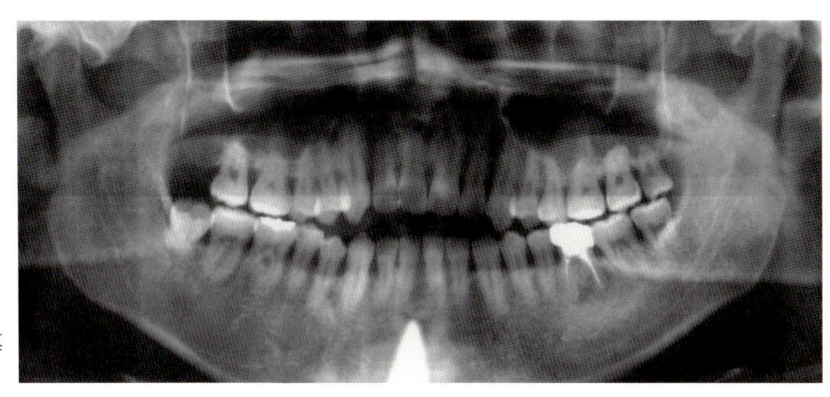

図3　初診時のパノラマエックス線写真（2006年12月）。臼歯部の骨吸収がみられる。

も認められます（図3）。まだ、動揺は起こってはいませんでしたが、検査結果などからはいつ起こってもおかしくないような状態でした。これらの結果から、中等度の歯周炎と診断されました。

診査後、患者さんには口腔内写真、パノラマエックス線写真を使用して検査結果と現状を説明し、今後の治療内容に関してお話しました。そのときの患者さんの反応は自覚症状がないからか、あまり良いものではありませんでした。ただ、治療が必要ということは理解していただけたため、歯周治療に関しては快く承諾をいただくことができました。

2 歯周基本治療

（1）TBI

歯周基本治療はまずTBIを中心に行いました。患者さんは現状としてブラッシングは朝と夜の2回行っていて、仕事場ではなかなか磨けないということでした。また、朝は時間がないので磨いている時間はとても短いそうです。そのため、しっかりと磨けるのは夜のみということでした。

そこでまずは夜1回のブラッシングを確実に行うようにお話をし、就寝時は唾液分泌の減少により齲蝕のリスクが高くなることなどもお伝えしました。

TBI 1回めの O'leary のプラークコントロールレコード（PCR）は、50％でした。プラークの残る場所が隣接面と歯頚部でしたので、ブラシを歯頚部に当ててもらうようにしました。また、患者さんに実際にブラシを当ててもらうと、ストロークが大きくブラッシング圧が少し強かったため、指摘しました。

そして、患者さんは喫煙者

Part 2 コミュニケーションに関する悩み

う蝕のリスクレーダーチャート

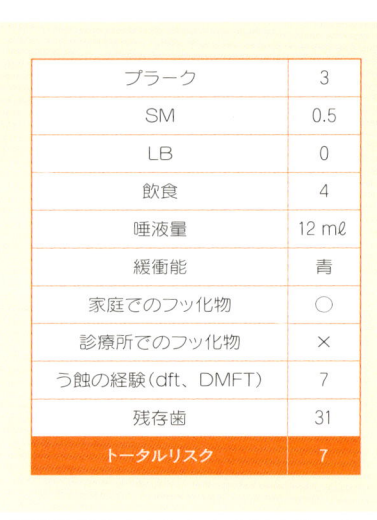

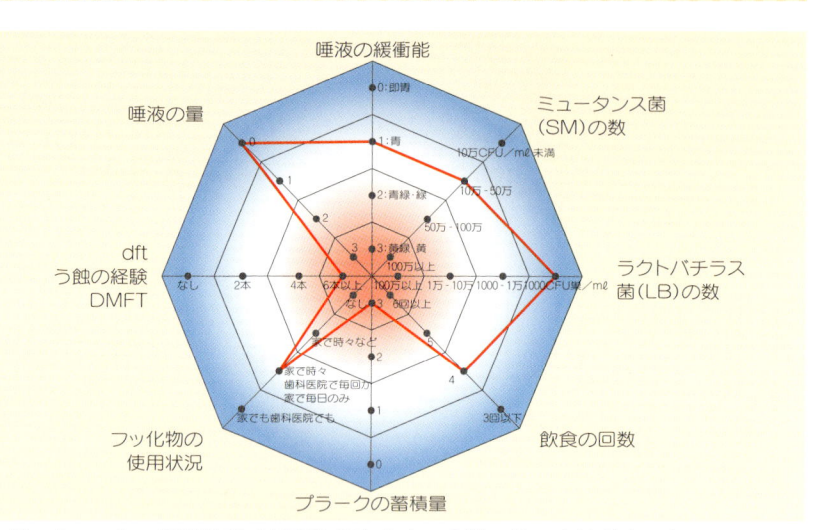

プラーク	3
SM	0.5
LB	0
飲食	4
唾液量	12mℓ
緩衝能	青
家庭でのフッ化物	○
診療所でのフッ化物	×
う蝕の経験（dft、DMFT）	7
残存歯	31
トータルリスク	7

図4　唾液検査をもとにしたう蝕のリスクレーダーチャート。唾液検査では菌数が少なく、う蝕のリスクは低かった。

だったため、歯周治療を行っていく中で禁煙に関してもお話しました。しかし、周りに喫煙者が多いことなどから禁煙は難しいという返答でした。さらに、今まで禁煙を考えたことはなく、禁煙をするきっかけもなかったとのことでした。

2回めのTBIに入る前に6歳の娘さんと一緒に唾液検査を受けていただいたところ、リスク7と低い結果が出ました（図4）。リスクの基準として11以上からう蝕のリスクが高く、9以下はリスクが低いとされています。また、唾液量も5分間で12mℓと多くありました。

その後、2回めのTBI時に歯間ブラシを紹介してみると、これまでに使用したことはなかったそうですが、器用に歯間にとおすことができました。しかし、なかなか使用してもらえず、「洗面所に置いてあるものの手が伸びない」といっていました。それでも、歯肉の炎症と腫脹があることから、歯間ブラシの使用で少しでも改善してもらいたいと考え、絶えず患者さんにアプローチしていきました。

すると、TBIの回数を重ねるごとにプラーク量は徐々に減り、患者さんからもブラッシング時の出血が治まってきたという感想をいただくことができました。

(2) SRP

そこで、3回め以降から本格的にスケーリング・ルートプレーニング（SRP）を行っていきました。SRPは全顎を4ブロックに分け、主にキュレットを用いながら超音波スケーラーを併用して行いました。SRPは基本的に無麻酔で行いますが、今回は炎症が強く患者さんの痛みも強いことから、麻酔をして行うか相談しました。すると、患者さんが麻酔はしたくないということでしたので、通常通り無麻酔で行うことになりました。

歯肉縁下歯石はまったくといっていいほどなく、根面のザラつきなどもほとんどみられませんでした。しかし、SRP時の出血と不良肉芽の量がとても多かったため、キュレット操作後には超音波スケーラーにてよく歯周ポケット洗浄を行いました。SRPを行っていくうちに少しではありますが、歯肉の引き締まりと色の変化が認められました。とはいえ、大きな変化はあまりありませんでした。

> 喫煙患者さんへのアプローチって難しい！

再評価時の口腔内&エックス線写真

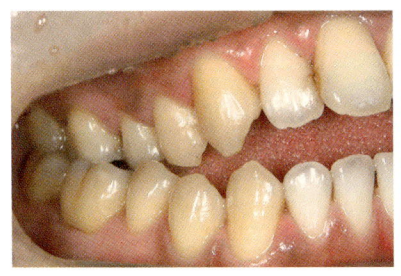

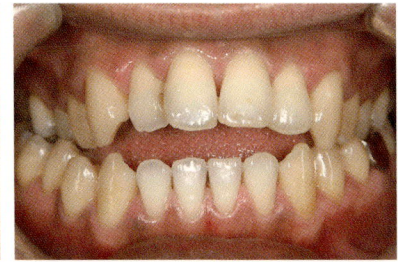

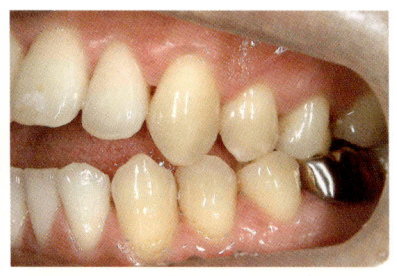

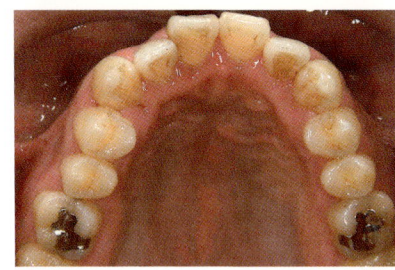

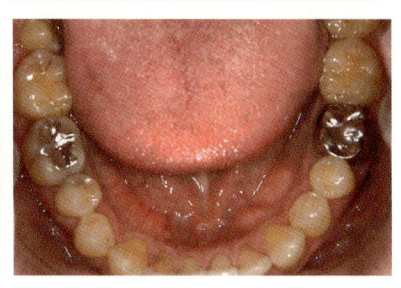

図5　再評価時の口腔内写真(2007年3月)。少しではあるものの、歯肉の腫脹が引いたのがわかる。しかし、全体としてはまだ腫脹が残っている。

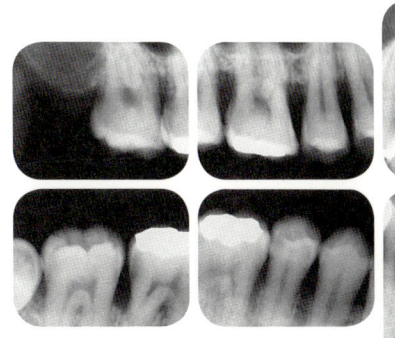

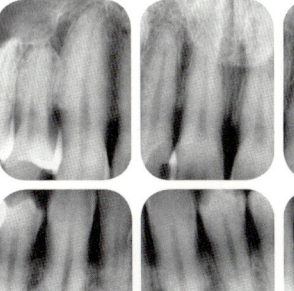

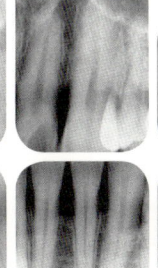

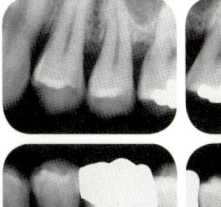

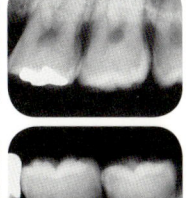

図6　再評価時のデンタルエックス線写真(2007年3月)。根面に歯石の付着がないこと、骨吸収が進んでいることがわかる。

❸再評価

　再評価は、通常2週間以上間隔を空けて行います。しかし、患者さんの都合と私のアポイントが合わず1ヵ月後の再評価となりました。再評価では歯周検査とプラークチェック、口腔内写真およびデンタルエックス線写真撮影を行います。
　検査結果からは、状態の改善はあまりみられず、炎症や歯肉の腫脹が残っていました。ただ、歯肉の腫脹に関しては再評価1週間前にインフルエンザにかかってしまい、体調があまり良くなかったことも影響していたのではないかと考えられました。
　また、エックス線写真にて根面を確認すると、歯石は残っていませんでした。さらにプラークコントロールは良好だったことから(図5〜7)、再SRPをすると逆にオーバーインスツルメントになることが考えられたため、行わずにメインテナンスへの移行を決めました。

❹最終カウンセリング

　当院では、治療が終了した患者さんに対して治療前後の状態の変化と今後メインテナンスに

Part 2 コミュニケーションに関する悩み

再評価時のプロービングチャート

図7 再評価時のプロービングチャート（2007年3月）。まだ炎症が残るものの、初診時に比べると歯周ポケットの改善がみられる。また、出血箇所も減っている。

歯周病のリスクレーダーチャート

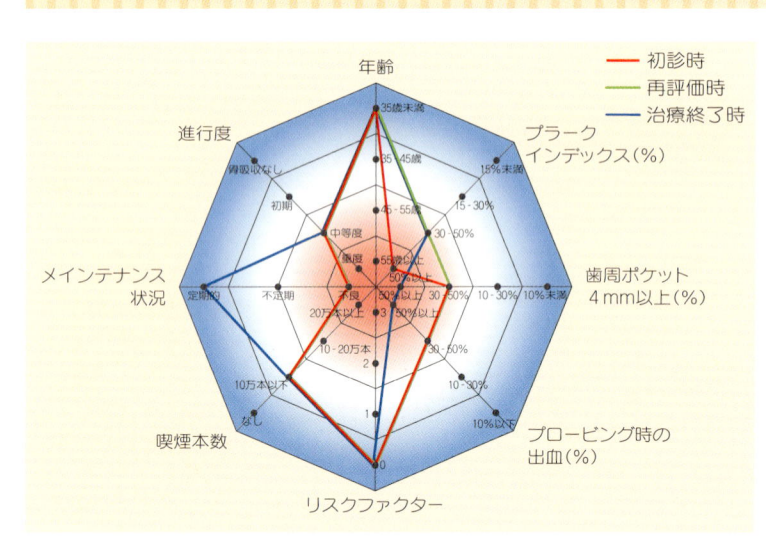

図8 治療終了時に渡している歯周病のリスクレーダーチャート。初診時、再評価時、治療終了時に検査を行った。グラフが外にいくほど状態が良いとされているが、あまり変化はみられなかった。

移行することを説明するカウンセリング時間を設けています。

患者さんには、資料を用いて状態の変化があまりなかったことをお伝えしました（図8）。また、歯周病の進行が中等度〜重度であること、咬合状態により臼歯部での骨吸収が認められることなどを話しました。

そして、これ以上悪化させないためにも喫煙に関して再度話をし、禁煙指導を行いました。

年齢から考えて、現状ではこの先歯を残すためには患者さんの協力がなければ難しいことや、今のままでは早くに義歯になる可能性も考えられるとお伝えしました。患者さんはそのことがショックだったようで、その日から禁煙を決意してくれました。また、その後歯間ブラシも購入していただき、やっと意識の改善がみられました。

そして、メインテナンスにも快く承諾をいただき3ヵ月ごとにみていくことになりました。

5 メインテナンス

2007年6月に初めてのメインテナンスを行いました。最近、音波歯ブラシ（ソニッケアー：PHILIPS）を購入して毎晩お風呂に入りながら磨いているそうです。そのため、プラークコントロールはさらによくなりました。歯肉の状態としては、依然

喫煙患者さんへのアプローチって難しい！

メインテナンス開始時の口腔内＆エックス線写真

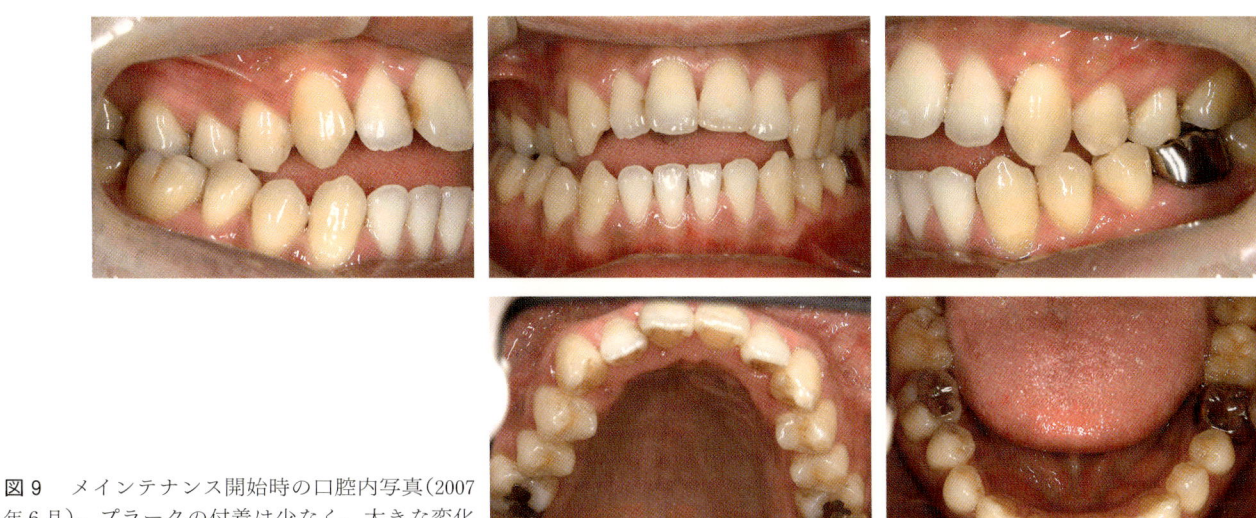

図9　メインテナンス開始時の口腔内写真（2007年6月）。プラークの付着は少なく、大きな変化はみられない。

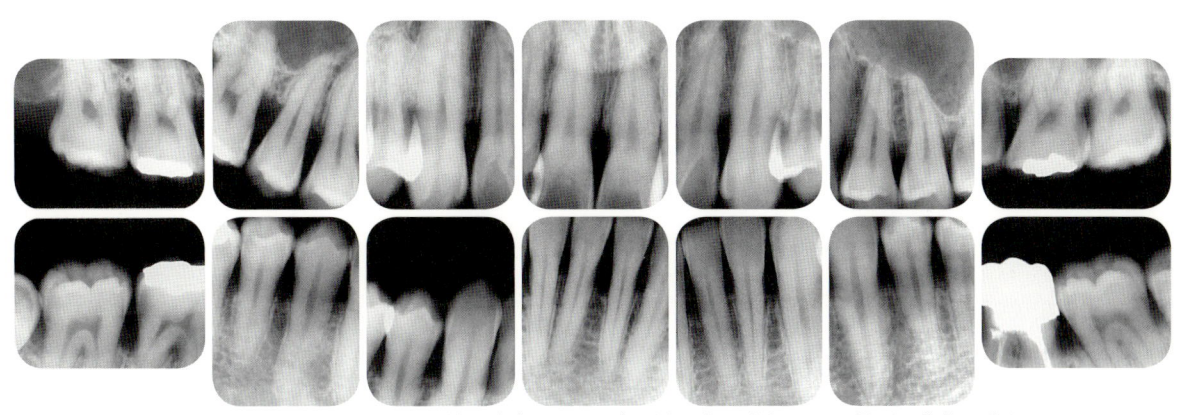

図10　メインテナンス開始時のデンタルエックス線写真（2007年6月）。骨吸収の進行、また根面の状態は変化がみられない。

として歯周ポケットに深い炎症がみられますが、再評価時に比べると腫脹は改善されてきました。エックス線写真からも歯石の付着はありませんでした（図9～11）。そのため、深い歯周ポケットを中心に洗浄およびPMTCを行いました。

禁煙については、結局1ヵ月もたなかったそうです。なぜ禁煙が続かなかったのかを聞かせていただくと、やはり周りに喫煙者が多いことや、お酒を飲んでいるときなどに吸いたくなってしまったそうです。さらに、禁煙してイライラすることが増え、精神的にも苦痛だったとのことでした。

ただ、患者さんの意識として喫煙が良くないということはわかってもらえているようで、本数は少なくなったとおっしゃっていました。

私は、禁煙の難しさを感じながらも、歯周ポケットの改善がないことと若年の割に骨吸収が早いことを考えると、喫煙が口腔内に及ぼす影響は大きいことを再確認し、再度禁煙の再開を伝えました。

Part 2 コミュニケーションに関する悩み

メインテナンス開始時のプロービングチャート

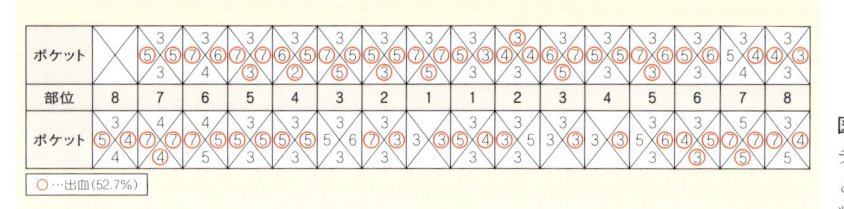

図11 メインテナンス開始時のプロービングチャート（2007年6月）。再評価時と比較すると、炎症が戻ってしまった。歯周ポケットも数値が大きくなっている箇所が見受けられる。

悩みに対して私がしたこと・考えたこと

1 喫煙の影響

　私が今回もっとも悩まされたのは、喫煙でした。喫煙がここまで歯周病の進行を促進させるとは、正直考えていませんでした。しかし、今回の症例をとおし喫煙の影響はとても大きいことを実感し、歯科衛生士として私にできることは何かと考えさせられました。

　まずは、喫煙による影響を患者さんに伝えていく必要があると思います。禁煙指導を行ううえで　根拠となるものを患者さんに提供をしなければいけません。そのためには、**自分自身がもっと喫煙による歯周組織への影響について勉強しなければならない**と思いました。また、禁煙はとても苦痛なことを理解し、ただ進めるだけでなく患者さんが今後どうなりたいのかを聞き、そのために自分ができることを1つずつ行っていくことが大切なのだと感じました。

2 動機づけ

　歯科医院に来院される大半の患者さんは痛みを主訴に来院されます。最近はよく"予防歯科"ということばを耳にするようになってきたものの、患者さんの歯科に対する意識はまだまだ低いものだと日々診療を行っていて感じます。しかし、歯周治療は患者さんの協力がなくてはうまくいきません。そのため、患者さんへの動機づけは歯周治療を進めていくうえで重要なポイントになります。**予防に対する意識の向上、そして生活習慣の改善において、患者さんに適切な情報を絶えず伝えていくことが大切**なのだと思いました。

3 SRP

　私は、この患者さんを担当するまで「SRP＝歯肉縁下歯石の除去」と捉えている部分がありました。しかし、それだけではなく、歯周ポケット内の細菌を除去し、生物学的に為害性のない歯肉縁下環境をつくることが大切なのだとあらためて気づかされました。そうした中で行った今回のSRPは、意味あるものだったのではと思っています。ただ、口腔内には歯石の付着がなく根面のざらつきなども認められなかったのに、歯周ポケットが認められるなどの問題もあり、どのようにSRPを進めていくべきなのか迷った部分もありました。

　反省点として、主にキュレットで行っていきましたが、オーバーインスツルメントのことを考えると、**超音波スケーラーで歯周ポケット洗浄をメインに行っていた方がよかったのではと感じています。今後は、根面の状態やSRPを行う意味・目的をしっかりと考え、使用器具などを考慮していこうと思います。**

　また、再SRPについては今回患者さんの負担を考えると難しいと思い行いませんでしたが、状態の変化がみられないことから、きちんと説明を行い再度処置をすべきだったのか、迷うところではありました。

4 咬合

　患者さんの咬合状態は、開口でした。開口により臼歯部に負担が多くかかること、また、口呼吸による歯

喫煙患者さんへのアプローチって難しい！

肉腫脹なども考えられました。そのため、院長とともに矯正についても患者さんに話をしましたが、パノラマエックス線写真で確認したところ、骨格などから矯正が難しいことがわかりました。そのことから、今後のメインテナンスにおいては、何点か配慮する必要があります。

まず、臼歯部の骨吸収などから動揺が出てくる可能性が考えられます。そのため、早い段階での咬合調整や場合によってはナイトガードの製作が必要になってくるのではないかと考えます。**咬合に関しては、患者さんの管理は難しいのでメインテナンス時に変化があれば院長に報告し、気をつけていかなければならない**と思います。また、定期的にデンタルエックス線写真の撮影を行い、骨の状態も確認しておく必要があると思います。

今後の課題

　今回この患者さんを担当させていただき、歯周治療の難しさと大変さをあらためて実感させられました。この症例をとおして患者さんと私たち医療サイドが2人3脚で歯周治療を進めていかなければいけないことがわかりました。まだ2年めと未熟な部分も多くありますが、患者さんを担当していくうえで自分の足りないところを絶えず補っていく必要があると思いました。

　今後、この患者さんとおつき合いをしていく中で、喫煙が及ぼす影響を引き続き伝え、禁煙に対する意識がさらに高まるように努めたいと思います。また、これから加齢にともなう免疫力の低下などから歯周病の進行が考えられます。今はまだ歯周ポケットは存在するものの、動揺など生活に不自由を感じるまでにはなっていません。しかし、現状ではそれを回避することが困難であることを伝え、患者さんに少しでも理解してもらえるようにしたいです。

　歯科衛生士として、1人でも多くの患者さんに自分の歯で食事をすることの喜びを伝え、そのサポートができるよう日々努力をしていきたいと思います。

先輩歯科衛生士からのアドバイス
患者さんの思いに目を向けることも大切
浜端町子／丸山歯科医院

　今回の症例は、都丸さんがもっとも悩まれていた喫煙の問題だけでなく、咬合の問題もあり、患者さん本人の自覚症状もないという非常に難しいものだと思います。それだけに、多くの悩みが出てきて混乱してしまった部分もあったのではないでしょうか。悩みを整理してみると、①禁煙がうまくいかない、②患者さんへのモチベーション、③自分では歯石がないと思っているのに歯周ポケットが改善されない、④咬合の問題、が挙げられます。

　私からのアドバイスとしては、まずはこうした問題について考える前に、**規格性のある資料を集めるところから始めることが必要**かと思います。そのうえで、集めた資料に対しての読み方をしっかりしていきましょう。

　都丸さんが用意してくださった口腔内写真・

Part 2 コミュニケーションに関する悩み

エックス線写真・プロービングチャートからですと、口腔内の状況がわかりづらかったというのが正直な気持ちです。これらの資料では、患者さんに歯肉の変化等をきちんとお伝えすることが難しいのではないでしょうか。口腔内写真から歯肉の色調や形態を読み取るには、規格性があり、それに加えて適切な明るさ・アングル・倍率等が重要かと思います。そういった条件のもとで撮影して初めて、比較や再評価が可能になります。

プロービングの数値についても、介入しているにもかかわらず半年の間にBOPが増加し、4mm以上の歯周ポケットのある数値の増加もみられます。喫煙者ということもあり、歯肉に影響が出やすいのかもしれませんが、もしかしたら**最初の数値がきちんと測定されていなかった可能性も考えられます**。

もし、**正しく測定されていたとしても、歯周ポケットが残り、BOPが減少しないとなると、根面に歯石の取り残しがあるのかもしれません**。再評価後、都丸さんは歯石の沈着がないと判断していますが、根面に本当にざらつきがないのか、もう一度よく歯周ポケット内を探知してみましょう。**他のスタッフや院長先生にみてもらうのも1つ**ですね。自分自身では気がつかなかったことでも、術者が変わることによりわかることがあるのでおすすめです。

今後の対策としては、もちろん歯周病の現状や喫煙の及ぼす影響を伝えることも大切ですが、**口腔内だけでなく患者さんを取り巻く環境や背景も踏まえて、相手の思いに目を向けることも大切**です。患者さん自身は今の状態をどのように受け止めているのか、そして、将来どうありたいのかなど、**患者さんの気持ちと向き合い、共通の目標設定をしてみてはいかがでしょうか**。

向上心があり、何でもチャレンジする都丸さんの今後の成長を楽しみにしています。

その後の経過〜今思うこと〜

本欄は、月刊『歯科衛生士』掲載以降に新たに執筆した内容です。

その後、『先輩歯科衛生士からのアドバイス』を参考に、月に1度医院に指導に来てもらっている先輩歯科衛生士にみていただくことにしました。実際に先輩が口腔内を確認後、再SRPを行ったときも歯周ポケットは深くBOPも目立ちました。しかし、ソニッケアーを継続して使用していただいていることもあり、プラークコントロールは良好でした。こうしたことから、これだけセルフケアができている中で、歯周ポケットの改善がないということは、まだ歯周ポケット内に細菌や歯石が残っている可能性が考えられると指摘を受けました。また、来院直前のみきちんと磨いてくる可能性も少なからず考えられるということでした。

そこで、実際に先輩歯科衛生士にキュレットにて確認をしていただくと、根面にはざらつきが残っていました。そのため、メインテナンスの期間を3ヵ月から1ヵ月と短くし、再SRPとポケット洗浄を行いました。

まだまだ未熟な私ではありますが、今回症例としてまとめることによって、あらためて気づかされる点が多くありました。また、違う角度からみていただくことにより、自分自身の成長になりました。

今後もいろいろな患者さんと向き合いながら一歩一歩確実に成長できればと思います。

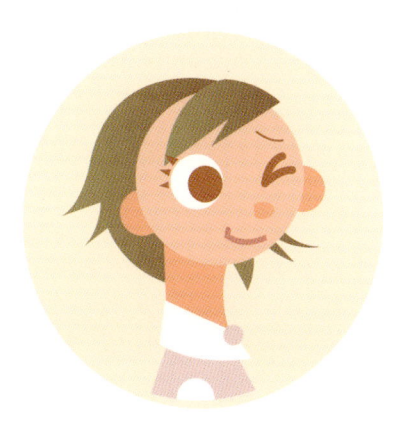

The 悩める歯科衛生士
～判断力・診査編～

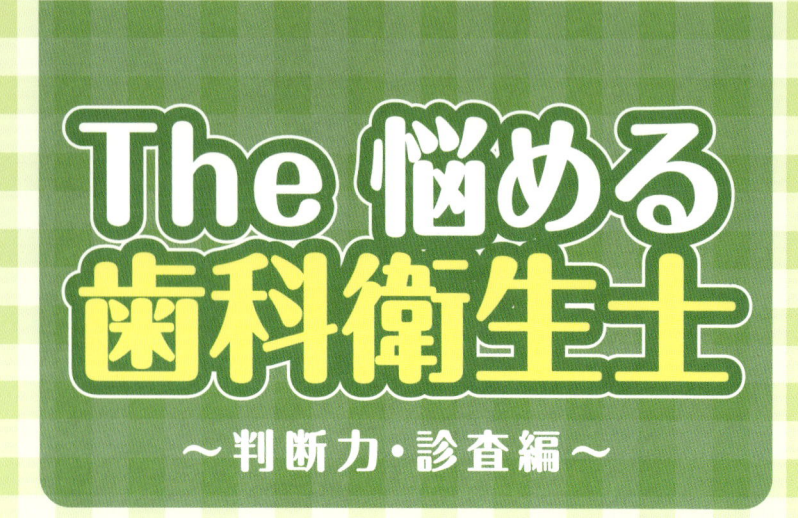

私の悩みを聞いてください！

執筆
荒井和美／安藤峰子／居相静香／岩田美紀／
宇津木三奈／大矢真由美／小保内伸子／小山田 薫／
柏井伸子／金森奈緒子／北 真由美／木幡紀子／
佐藤久美子／清水京子／杉本理奈／高橋路代／
津野あや／中別府洋子／長山和枝／野島由香／
日野仁美／山口志穂／山口菜穂子

アドバイス執筆
安生朝子／伊藤弥生／小谷いずみ／小西昭彦／
実野典子／土屋和子

歯科衛生士編集部・編

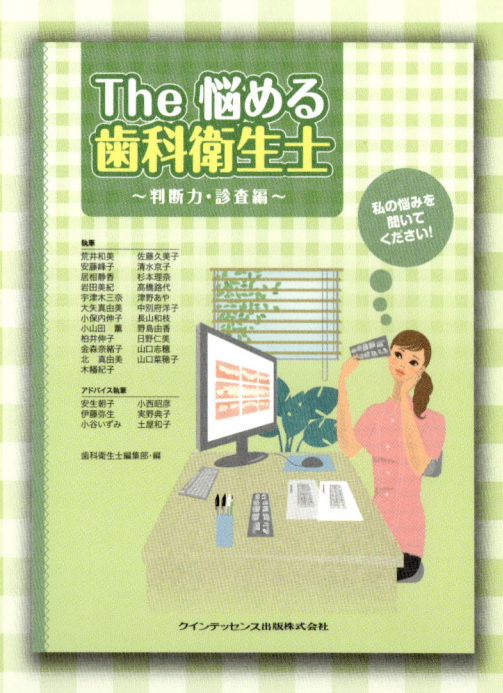

こんな経験ありませんか？

- 唾液検査結果ではリスクが低いのに、口腔内はう蝕だらけ！
- 治りそうで治らない歯肉、どうしたらいいの？
- メインテナンス間隔を開けたいけど、なんとなく不安。
- プロービング値は3mm以内なのに、出血が止まらない！

そんなあなたにおすすめ！

◎判断力・診査に関する16の悩みを取り上げ、解決策や課題を収載。
◎ベテラン歯科衛生士の洞察力に富んだアドバイスも！
◎悩み解決までのプロセスを知ることで、自身の考える力も身につく！

悩み解決のヒントが満載！

●サイズ：A4判変型　●156ページ　●定価：6,825円（本体6,500円・税5％）

クインテッセンス出版株式会社
〒113-0033　東京都文京区本郷3丁目2番6号　クイントハウスビル
TEL 03-5842-2272（営業）　FAX 03-5800-7592　http://www.quint-j.co.jp/　e-mail:mb@quint-j.co.jp

別冊 歯科衛生士 THE JOURNAL OF DENTAL HYGIENIST

先輩たちの〝モチベーションを上げる秘薬〟が満載!!

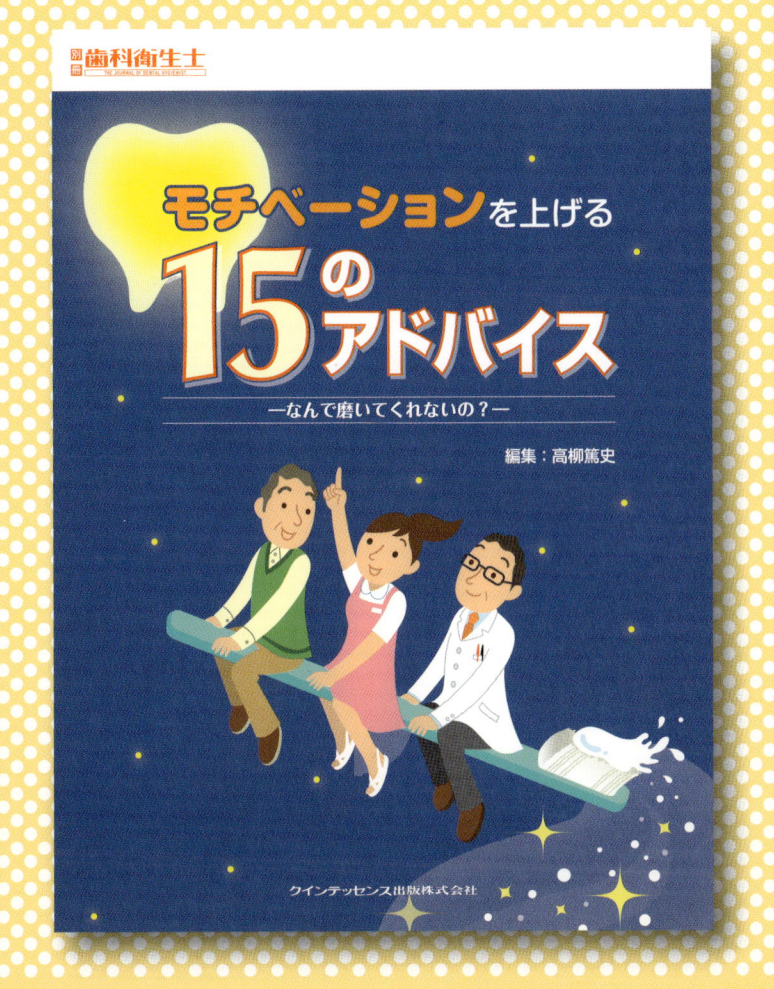

なんで患者のモチベーションが上がらないの？
先輩にはできて、どうして私にはできないの？
——そんな歯科衛生士臨床の悩みを解決！
これであなたも患者の行動変容を促せる！

- 先輩たちが持つ「患者のモチベーションを上げるためのエッセンス」を解説
- 15項目のアドバイスに分けてポイントを記述
- 経験の浅い歯科衛生士にもわかりやすい誌面
- 後輩歯科衛生士の教育ツールとしても活躍

モチベーションを上げる15のアドバイス
—なんで磨いてくれないの？—

【編集】
高柳 篤史

【執筆】
伊藤 弥生／遠藤 眞美／
景山 正登／川崎 律子／
実野 典子／塚越 芳子／
内藤 徹／浜端 町子／
深町 厚子／藤木 省三／
山田 隆文／和田 和江

● サイズ：A4判変型　● 68ページ　● 定価：2,730円（本体2,600円・税5％）

クインテッセンス出版株式会社
〒113-0033　東京都文京区本郷3丁目2番6号　クイントハウスビル
TEL 03-5842-2272（営業）　FAX 03-5800-7592　http://www.quint-j.co.jp/　e-mail mb@quint-j.co.jp

The 悩める歯科衛生士
～インスツルメンテーション&コミュニケーション編～
私の悩みを聞いてください！

2010年2月10日　第1版第1刷発行

編　　　集　歯科衛生士編集部
　　　　　　(しかえいせいしへんしゅうぶ)

発 行 人　佐々木　一高

発 行 所　クインテッセンス出版株式会社
　　　　　東京都文京区本郷3丁目2番6号　〒113-0033
　　　　　クイントハウスビル　電話(03)5842-2270(代表)
　　　　　　　　　　　　　　　　　(03)5842-2272(営業部)
　　　　　　　　　　　　　　　　　(03)5842-2278(編集部)
　　　　　web page address　http://www.quint-j.co.jp/

印刷・製本　サン美術印刷株式会社

Ⓒ2010　クインテッセンス出版株式会社　　禁無断転載・複写
Printed in Japan　　　　　落丁本・乱丁本はお取り替えします
　　　　　　　　　　ISBN978-4-7812-0119-1　C3047
定価は表紙に表示してあります